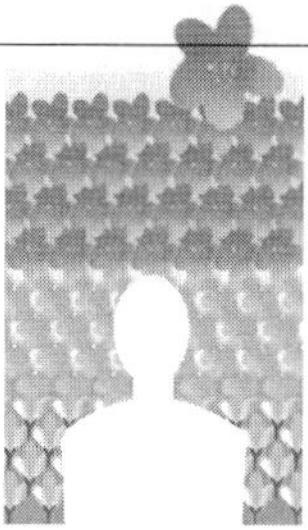

新しいリハビリテーション

人間「復権」への挑戦

大川弥

講談社現代新書

はじめに

リハビリテーションというと、「自分には関係ない」と思う人が多いのではないでしょうか。しかし、脳卒中や骨折などで、体に不自由が残り、それまでの生活や人生が大きく変わってしまう人は多いものです。これは本人だけでなく、その人の家族にとっても大きな問題となっています。

長い間、リハビリテーションとは、こうした体に不自由のある人自身の身体機能を回復するために行う「長く、つらい訓練」だと思われてきました。しかし、本来の「リハビリテーション」という言葉には、機能回復訓練という意味はまったくなく、人間の生活・人生に深く関わる「権利の回復(復権)」といった意味でした。

現在のリハビリテーションは、これを踏まえて、狭い意味の「障害者」だけでなく、さまざまな原因から日常生活が不自由になった「生活機能低下者」一般を対象にする方向へ進んでいます。体を使わないことによって生じる廃用《はいよう》症候群とその悪循環は、高齢社会では非常に大きな問題ですが、それに対処することもリハビリテーションの課題です。

今、医療や介護は大きく変わりつつあります。リハビリテーションの分野でも、体に不自由のある人自身と家族の人々が医師や専門家から十分説明を受け、正しい知識をもって話し合いながら進めていくことが求められています。これは実は、リハビリテーションの主人公は体に不自由のある人自身であり、医師や専門家は支援者だということなのです。

本書では、体に不自由のある人とそのご家族が主体的に新しい人生を切り開いていただきたい、そういう願いをこめて、あえて「人間『復権』への挑戦」と副題をつけさせていただきました。

現在、体に不自由があってもなくても、病気やケガがなくても、また年齢・性別に関係なく、どのような人でも、リハビリテーションの考え方と実際の進め方を「常識」としてもっていることが必要なのではないでしょうか。本書がそのお役に立つことを願っています。

目次

第3章 「している活動」と「できる活動」

第4章　退院後の生活を見通して練習する　79

第6章　廃用症候群の悪循環……137

プロローグ

1 「車いす生活」を断った患者さん

「自分で家事をしたい！」

最近、十余年前にリハビリテーションのお手伝いをした患者さんを訪問する機会がありました。

その方は山本さん（仮名、七六歳）という主婦で、六二歳の時に脳出血で左半身まひになり、ある病院に入院して一年二ヵ月間リハビリテーションを受けました。

訓練室の中では杖《つえ》と足首につける装具《そうぐ》を使って、理学療法士に近くでみていてもらえば何とか歩けるところまではいきました。しかし、病棟では「あぶないから車いす」といわれ、歩けないままに退院しなければならなくなり、「後は車いすでの生活ですよ」と医師にいわれました。

ご家族はすぐに自宅を車いす向けに改築することを考えました。ですが、山本さん自身は車いすの生活なんて納得できなかったのです。

その病院の医師は「入院中、家事はご主人がしていたのだから、今後もやってもらってもいいじゃないですか」というのですが、山本さんは「それでは私が家にいても意味がないじゃないですか。夫には仕事に打ち込んでもらいたいんです。私に家事ができないようなら家に帰っても仕方がない」とゆずりません。

そこでご家族が、つてをたよって私がリハビリテーションを指導していた病院に入院を申し込んでこられたのです。私は、まず電話で直接ご家族とお話しし、山本さんの状態をくわしくうかがいました。

その結果、三ヵ月ほど入院してリハビリテーションを行えば、車いすを使わなくても、装具と杖で屋外歩行も可能になるし、家事もできるようになると判断し、すぐに転院してもらい、練習をはじめたのです。

車いすを使わない生活

十余年ぶりに拝見した山本さんの生活は、かつて私たちの病院で練習していただいたことを、よく生かしたものでした。

炊事は、腰を調理台にもたせかけてやっています。食器やなべをもって体の向きを変えるときは、体のすぐ後ろに置いたガッシリしたいすの背にもたれて体の安定をよくします。台所で入れたお茶を隣の居間に運ぶ時は、右手でお盆をもち、台所のテーブルや適当に配置した家具に腰をもたせながら歩きます。

この家具の配置も、入院中に図面や写真を見ながらアドバイスしたことです。ですが、十数年間の家庭生活の変化に合わせて、家具配置を変えたりしています。

足には室内用の足首を支える短下肢装具《たんかし》をはいていますが、杖はまったく使っていません。杖の代わりに、あちこちに体をもたせかけることで手が自由に使えるのです。

また家中いたるところにある三センチほどの段差は、いったん柱に体をもたせかけて足をもち上げて乗り越えます。退院後、心配した家族が階段とトイレ、玄関に手すりをつけましたが、階段の手すり以外は使っていません。

マイナスをプラスに転化

ふつうは障害物（マイナス）と見られがちな家の中の段差ですが、山本さんはそれをむしろプラスに活用しています。つまり、段差の側面に足をあてると踏ん張りやすく、安定がよくなって、かえって便利なのです。退院した当時は、山本さんは米袋や買い物袋など重い物を運ぶのは夫にやってもらうようにしていました。ところが今では、段差に足をあてることで、一人で重い物を運べるのです。

以前は布団《ふとん》を干すのも夫の役割になっていましたが、その後、物干し竿《ざお》を工夫して一人で干すこともできるようになっています。

外出は屋外用の足首を支える短下肢装具と、手を離しても倒れない四点杖（一一七ページ図5-1参照）を使って一人でできます。それで、外出先も増えました。

以前は、患者さんが退院して自宅で生活すると、日常の身の回りの行為をする能力は一年ごとに大きく低下するとされていました。今でもそう言う専門家はいます。ですが、山本さんの場合は身の回りの行為も家事もむしろよくなっています。入浴だけは夫の助けが少し必要ですが、「ほとんど元の生活に戻っています。今では体が不自由なことを時々忘れるくらいよ」と山本さんは笑っていいます。

伝い歩きができるから

伝い歩きで生活できるようになったため、山本さんは手すりのない娘さんの家や友人宅にも訪ねて行きます。東北の親類宅へも新幹線で時々出かけられるほどになりました。手すりをつけた生活に慣れてしまったら、手すりのない家には行けなくなっていただろう、と山本さんはいいます。

介護保険制度がはじまり、「将来だんだんと体も弱くなるから、制度を利用して早目に家を改造し、手すりをつけたり段差をなくしたら……」と勧められましたが、むしろそのような環境でしか生活できなくなるのは困ると考えて山本さんは断りました。要介護認定は受けましたが、介護保険のサービスは何も使っていません。

「あの時、車いすになっていたら、家族に申し訳なくて、ずっと肩身の狭い思いをしたでしょうね。少しも楽しくなかっただろうと思うし、夫の人生をだいなしにしていたかも」

と山本さんはいいます。

練習は毎日の生活に必要なことから

ところで、最初にご家族と電話で話をしただけで、山本さんは歩けるし家事もできるようになるとなぜ、私は判断できたのでしょうか？

それは、以前の病院で山本さんがやっていたリハビリテーションは、訓練室での機能回復訓練が中心だったとわかったからです。

これはその当時はふつうのことでした。病棟での訓練は、たとえば脳卒中にかかったばかりの時期には、動かすとあぶないという理由でベッドの上でするだけでした。車いすでトイレに行けるようになったら、後は訓練室での機能回復訓練だけということになっていたのです。

しかし、私が指導していた病院でのやり方はこれとはまったくちがって、練習（訓練）は訓練室ではなく病棟が中心で、しかも朝起きてから夜寝るまでの間の生活に必要なさまざまな実際的な行為の練習が中心です。そして病棟生活での介護自体もリハビリテーションの一環と位置づけて行います。完全に実生活に即したリハビリテーションなのです。転院してきた山本さんはこのことにびっくりしたようです。

このようなやり方のほうが訓練室での機能回復訓練よりもずっと効果的であることがすでにわかっていたので、電話でご家族から話を聞いただけで「歩ける」「家事はできるようになる」と判断できたのです。

山本さんの場合は、毎日の生活で必要な行為に重点をおいてはじめました。それは歩いて洗面所まで行くこと、洗面所で立ったまま歯を磨いたり顔を洗ったりすること(これを病院では「整容《せいよう》」といいますが、本書では「洗面《せんめん》」)、トイレまで歩いていって排泄《はいせつ》をする(本書では「用を足す」)ことの三つです。これらをそれぞれの実際の場で、理学療法士、作業療法士がついて練習するのです。練習の時だけでなく、実際の生活でも看護師が介助して歩いていって立ってするようにしました。

こういうやり方を「活動向上訓練」といいます。これは「活動」(目的をもった行為)に直接に働きかけてそれを向上させるもので、従来の機能回復訓練、つまりまず身体の動きをよくして、それから活動を向上させようとする方法よりもはるかに効果的で、進歩も患者さんが実感できるぐらい早いのです。

2　リハビリテーションの目的は「生活と人生をよくすること」

すぐに家事の練習を

病棟中心の練習のほかに、もう一つ山本さんがびっくりしたことがあります。それは家事の練習を、歩行や立位（立ち姿勢）にはまだ介護を必要としていたうちから、すぐにはじめたことです。それは転院してすぐに、山本さんとよく話し合った結果、大事なのは家事ということで意見が一致していたからです。

家事の練習をすると、山本さんはとても生き生きとしてきました。後で聞くと、「びっくりはしたが、家事の練習をやってくれるというのは、私が必ず家事ができるようになると、本当に考えてもらえているんだな」と思って、とてもうれしくなったそうです。

このようにリハビリテーションの重点のおき方、進め方を、私は常に患者さんと一緒に決めていきます。そして身の回りのことが自立していないうちは家事の練習など始められないとは考えません。リハビリテーションの進め方は患者さん一人ひとりで違っています。誰にでも一緒ということはありません。

リハビリテーションとは本来「人間らしく生きる権利の回復(全人間的復権)」という意味であり、生活と人生をよくすることが目的です。生活・人生のあり方は患者さん一人ひとり大きく違うのですから、それをよくするためのリハビリテーションの進め方が同じであってよいはずはありません。リハビリテーションとは本来、オーダーメイドなものなのです。

はじめから立って炊事を

さて家事の練習のやり方ですが、最初から車いす用でなく自宅と同じ、ふつうの型の調理台で、立って炊事をする練習をはじめました。

なぜはじめから立ってやったかというと、私はそれまでの経験から、将来歩けるように

なる方に、まず車いすに腰かけたまま生活行為の練習をし、その後に、歩行も立っている
ことも安定してはじめて、立ってする訓練に移るという、当時はどこの病院でも行ってい
た二段階の練習は時間の無駄だと思うようになっていたからです。

健常な体の人なら、座って炊事するのも立って炊事するのも手の動かし方は同じだと思
われるでしょうが、半身がまひしている患者さんが片手で炊事をする場合は違います。手
の位置、動かし方、力の入れ加減、全身のバランスの取り方などの違いはとても大きいの
です。

炊事だけでなく、洗面、衣服の脱ぎ着（病院では「更衣《こうい》」といいます）などでも座ってするのと
立ってするのとでは違います。

ですから、まず座ってするやり方を覚え、次にまったく違う、立った姿勢でのやり方を
覚えるのは二重の手間です。将来は立って行えると予測できる人ならば、最初から立って
練習するのがよいのです。

その後の私たちの研究で、二段階で練習するのは単にまわり道だというだけでなく、は
じめから立ってやるのに比べ、最終的に患者さんがどこまでよくなるのかにまで大きな差

が出てくることがわかっています。

立ってする炊事の練習も活動向上訓練の一つです。このようなさまざまな「活動」の練習の結果、山本さんはわずか三ヵ月の入院で、歩いて主婦としての仕事ができるようになって退院されました。


本当に車いすが必要か?


こうして山本さんは車いすに頼ることなく、歩いて生活ができるようになりました。それで娘さんの嫁ぎ先や遠い親戚の家にも行けるようになったのです。

車いすは歩けない人にとっては大変便利なものです。しかし現状では、山本さんのような本当は歩けるはずの人が「車いす生活です」といわれて、あきらめてそれに従っている場合も決して少なくありません。

こういう状況をみますと、「かつては自立のシンボルであった車いすが、現在では歩行自立の妨げになっているのではないか?」と疑いたくもなります。いいかえれば、今や車いすは必要以上に偏重《へんちょう》されているきらいがあります。

私は「車いす偏重」から脱却《だつきゃく》することが日本のリハビリテーションや介護の質的向上の大きな突破口だと考えています。

「先生にお任せします!?」

さて、このように患者さん一人ひとりのオーダーメイドのリハビリテーションを進めていくのですが、そのためには患者さんの希望や意思を確かめる必要があります。それを知るために、いろいろなリハビリテーションの方法を説明し、希望は何か、をうかがうのですが、そういう時、私が一番困ってしまう言葉は何だと思いますか?

それは「先生にお任せします」という言葉です。こういわれると、「あなたの人生が全部わかっているわけじゃないし、あなたの大事な人生を私に任せられても困るな」とつい思ってしまいます。

とはいうものの、患者さんがそうおっしゃるわけもよくわかります。一つには、ふつうは「先生にお任せします」というのが、いい患者だと思われているからです。専門的なことはわからないから任せるほかない、とも思っておられるのでしょう。もう一つは、患者さんが本当に自分の生活・人生に大切なことは何かが、まだつかめていない場合もあるからです。

実は私もリハビリテーション医になった最初のころは、患者さんから「お任せします」といわれると、これは信頼されているしるしなんだと有難く思ったものです。

ですが、リハビリテーションが本当にその方の生活・人生に役立つために、いろいろな専門的知識や技術をどう使うかは、医師は患者さんと一緒に考えて決めたいので、「任せられ」ては困るのです。

「この訓練は役に立つのですか？」

もしかしたらこれは、私がもともとせっかちな人間だから思うことなのかもしれません。

学生時代に「将来リハビリテーション医になりたい」とクラスメートに話したところ、みんなから「君みたいなせっかちな人には向かないよ」と言われたものです。これに限らず、リハビリテーションはのんびり気長にやるものだという考えは、世の中に根強いと思います。

しかし私は、せっかちな人ほどリハビリテーション医に向いていると思うのです。というのは、リハビリテーションでは、碁や将棋ではありませんが「先を読む」ことが大事だからです。今やっている練習が、

①将来、患者さんの生活・人生にどのように役立つのか？
②患者さんの貴重な時間を無駄にしていないか？
③いかに早く自宅で生きがいのある生活ができるようになるのか？

というように常に先へ先へと考えていることが大事なのです。

実は、この三つは患者さん自身にも心がけていただきたいことなのです。ご自分の生活・人生がかかっているからです。

ですから、専門家に「お任せします」ではなく、「私は最低こういう人生にしたいと思うのです」と、リハビリテーションの担当者にどうぞはっきりと言ってください。

「今やっているこの訓練は将来どのような生活・人生に役に立つのですか？」と質問していただきたいし、時には「この訓練は無駄に思えて仕方がないのですが」ということも、

専門家に言わなければならないかもしれません。

患者さんは生活・人生の専門家

これは「専門家に盾突《たてつ》け」といっているのではありません。たしかにリハビリテーションの専門家は患者さんの体のことについてはよく知っています。ですが、自分自身の生活と人生についてはは患者さんが専門家なのです。リハビリテーションの専門家は、その点はかえって素人《しろうと》です。両方の専門家が協力し合ってこそ、よいリハビリテーションができるのです。

はじめは「うるさい患者」と思われるかもしれません。ですが、自分の生活と人生を語って、それをリハビリテーションのやり方に生かすにはどうしたらよいか、一緒に考えてくださいと働きかけていけば、きっと心が通じる時がくると思います。

リハビリテーションは意欲しだい？

リハビリテーションの基本技術である「活動向上訓練」で練習する「活動」には、生活・人生が人によってとてもバラエティに富んでいるのと同じように、非常に多くの種類があります。

ですが、その中から自分の最良の生活・人生のために、どういう生活の仕方がよいのかを選ぶのは、結局は患者さん本人です。

リハビリテーションでは「意欲が大事だ」といわれます。これは多くの場合、「意欲がないからうまくいかない」とか「あとは患者の意欲しだい」というように、むしろ逆の、悪い意味に使われることが多いようです。

しかし、意欲は自分自身の人生・生活を切り開くことにチャレンジし、その成果が実感できる、目に見えてくることから生まれてくるものです。

よく、「リハビリテーションはつらいものだ」といわれます。もし今のリハビリテーションがつらいとすれば、それは自分の意思でチャレンジするチャンスが与えられないからではないでしょうか。体に不自由があってもチャレンジする具体的な目標をもったとき、患者さんがどれほどのことができるかは、山本さんの例が物語っていると思うのです。

第1章 生活・人生の目標を立てる

1　人生目標を決めてリハビリテーションをはじめる

「退院後はどうしたいのですか？」

　中田さん(仮名、男性)は五七歳の時、左半身まひ(左片まひ)になりました。脳梗塞《こうそく》です。発症後すぐに近くの病院に入院し、約四週間後にリハビリテーション病院に転院しました。左手のまひは軽かったのですが左足がまひして、一人では歩けません。

　リハビリテーション病院の医師は、歩くことは装具や杖を使えば大丈夫、左手で細かい作業をするのは難しいが物を押さえるぐらいのことは十分できるようになると説明した後で、「退院後の生活や仕事についてですが、中田さんはどうしたいのですか？」と聞いてきました。

　中田さんは大学卒業後、就職した会社でずっと経理の仕事をしてきました。仕事のほかに、若い時から習字が好きで字も上手だったので、友だちの開いている書道教室を月二回手伝っています。子どもたちに教えるのが楽しいからです。

妻は糖尿病で目も不自由です。月一回の診察が必要で、通院は中田さんが半休をとって車で送り迎えをしています。家事はできますが外出が困難なので、買い物は中田さんがします。親類が月二回来て、布団干しや手のかかる掃除や洗濯を手伝ってくれます。

人生の選択肢を考える

前の病院に入院していた時から中田さんは、会社の仕事、趣味の書道、家事や、妻の通院など、退院後のことを考えていましたが、いろいろ迷いもあって何をしたらいいのか自分では決められなかったのです。

医師が聞いてくれたので、ちょうどいい機会です。中田さんは考えていたこと疑問に思っていることをあれこれ話してみました。それを聞いて医師はいいました。

「将来何をするかを決めるのは中田さんですが、あなたができることとできないことについてはアドバイスできます。まずそこからはじめましょうか。話し合いをしているうちに考えもまとまってきますよ」

話し合いを重ねるうち、中田さんには四つの道があることがはっきりしてきました。

①勤めを続けるが書道教室はやめる。妻の世話のために親類の手伝いを増やしてもらう。

②勤めと書道教室をやめて、家事と妻の世話に専念する。

③勤めをやめて自宅で書道教室を開き、家にいる時間を増やす。親類の手伝いはこれまでどおり頼む。

④息子夫婦と同居して妻の世話をしてもらい、勤めと書道教室を続ける。

目標決定

医師は「この①から④はどれでも可能だと思います。中田さんが決めてくれれば、こちらはその方針でやりましょう」といいます。

それでまず妻と話し合いました。④の息子家族との同居については、目の不自由な妻は、活発な孫と一緒よりも、自分たちのペースで生活できる夫婦二人の生活を選びたいとの意見でした。

一方、中田さん自身は、勤めと書道教室の両方をやめてしまうと生きがいがなくなるので、どちらか一つは残したいという気持ちが強くありました。経済的には復職したほうがよいのは、はっきりしています。しかし妻は、むしろ退職して書道教室の手伝いを続け、この機会に家で書道教室を開いたらどうかといいます。

友人にも相談したり勤め先の社長とも相談したりした結果、中田さんが選んだのが③です。自宅で書道教室を開くという人生の目標が決まったので、書道と家事中心という毎日の生活の目標も決まりました。

リハビリテーション病院では、職場に戻るための練習はせずに、退院後に書道教室と家事をするために必要な行為を練習することになりました。

的をしぼったリハビリテーション

歩行については転院後一週間で、中田さんは四点杖と両側支柱付き短下肢装具を使って、病院トイレまでの歩行が自立しました。その後、二週間ほどで病院内の歩行、約四週間で屋外歩行も自立しました。退院後は、室内は杖も装具もなしで、屋外ではT字杖と短下肢装具を使うことにしました。

書道については、正座を長く続けることは難しいので、字を書く練習はいすとテーブルを使い、左手を使わずに文鎮《ぶんちん》で紙を押さえることにしました。退院後に車を使えると買い物にも便利なので、片手でも運転できるようにリハビリテーションの合間に自動車学校に通って片手運転免許に変更し、車には片手運転用のアタッチメントをつけました。

こうした練習をして中田さんは、約二ヵ月で自宅に戻ることができました。退院して三ヵ月ほど友人の書道教室を平日も手伝った後、自宅のリビングルームを教室にして書道教室を開きました。はじめは週二日の教室でしたが評判がよく、八ヵ月後には週三日に増やしました。

退院直後、車を運転するのは自分と妻の通院の時だけでしたが、しだいに運転範囲は広がり、今では高速道路を使って妻と一緒のドライブも楽しんでいます。

中田さんは退院後二ヵ月間は週一回、その後は約半年に一度、生活指導を中心とした外来リハビリテーションに通っています。退院の半年後には、生活の活動範囲は発症前とほぼ同じに戻りました。そして退院の一年半後からは町内会長を務めています。

リハビリテーションの内容はオーダーメイド

ここで中田さんのリハビリテーションが上手《うま》く進行したわけを考えてみましょう。まず、中田さん自身がリハビリテーションをはじめる前から退院後の人生について考えていて、医師と相談することによって具体的な選択肢にしぼり込むことができたことです。そして家族や関係者ともよく相談した上で、その中からはっきりした目標を決めたことがよかったのです。

医師のほうは、その目標に基づいて具体的なリハビリテーション・プログラムを立てることができました。その際、中田さんにはどのような生活行為ができるかできないかも説明しています。これは「活動」についての予後《よご》(リハビリテーションを行った後の予測)を患者さんがあらかじめ知っておくという点で、とても大事なことです。

リハビリテーションの内容(プログラム)は、誰にでも共通するものではないのですね。それは将来の具体的な生活像である目標を実現するために行う、患者さん一人ひとりで異なる、いわばオーダーメイドのプログラムです。そのためには人生・生活の目標がはっきりしている必要があります。

中田さんの場合は早くから人生の目標がはっきりしていたので、的をしぼったリハビリテーションをすることによって、人生目標の具体的な中身である生活行為（「活動」）の目標も短期間で実現することができたのです。

2　体の不自由をきっかけに新しい生活と人生を創る

「新しい人生」

リハビリテーションをするのは「元の体や生活に戻る」ためだと思っている人は多いでしょうね。ですが、リハビリテーションはもっと前向きな考え、つまり「新しい生活・人生を創りだす」という考えを中心に行っていくものです。

前節で紹介した中田さんは、会社をやめて書道教室を開いたので、誰が見ても新しい生活・人生になったことがわかりますが、プロローグで紹介した山本さんのように、元の生活に戻っただけのように見える人にも、このことは言えるのです。

山本さんは主婦業に戻りましたが、生活は以前と同じというわけではありません。体の不自由があるので、以前より創意工夫が必要ですし、生活を合理的にすることも必要で、「日々新しい生活ね」と彼女は言います。

山本さんのように一見同じような生活に戻った多くの方も、「新しい人生がひらけた」「物の見方、自分の生活や人生についての考え方が変わった」と感じることが多いようです。

リハビリテーションでは目標が大事

リハビリテーションで目標が大事な理由は次の三つです。

第一は、リハビリテーションは患者さんの新しい生活・人生を創るものですが、体が不自由になってもいろいろな生活・人生がありうるので、「どのような生活・人生を創るのか」という極めて具体的な目標が必要だからです。

第二には、リハビリテーションでは患者さんが主体で専門家は支援者なので、その両者の間の共通認識として、目標がはっきりしている必要があります。いわばリハビリテーションでは患者さんは「主役」、専門家チームは演出、照明、その他の「スタッフ」なのです。スタッフが芝居の展開や結末をよく知っていればいるほど主役に協力していい芝居にできるのと同じです。

第三は、リハビリテーション・チームの中の共通認識のためです。リハビリテーションは医師、看護師、理学療法士、作業療法士、言語聴覚士、介護職、ソーシャルワーカーなど、さまざまな職種の専門家がチームを組んで行います。これらの専門家は受けた教育も違うし、得意な分野も違うし、物の考え方も少しずつ違うので、下手をするとそれぞれがバラバラな考え方で患者さんに接することになり、患者さんは誰の言うことを信じていいかわからなくなってしまいます。

そのため、リハビリテーション・チームで智恵を出し合った上で、患者さんとよく話しあい、目標、つまり「創ろうとしている新しい生活・人生」を共通の認識とする必要があるのです。

働くことの意味

中田さんは復職しないことを選びましたが、これは会社の仕事ができないからではなく、総合的な判断で書道教室を選んだのです。脳梗塞などで半身がまひしても、仕事に必要な技術や通勤の仕方などをリハビリテーションでよく練習して、職場に戻ることができた方はたくさんいます。

さて中田さんに限らず、体が不自由になった人が働くことには大きな意義があります。もちろん収入を得ることが大事ですが、そのほかに次の三点があると思います。

第一は、生きがいです。中田さんの場合、主な収入源であった会社をやめて、額としてはずっと減っても生きがいとしては大きい書道教師を選択したわけです。

第二には、働くことが社会的な活動範囲を広げるきっかけになることです。たとえば中田さんは、教える必要から書道展に行ったり、弟子や教師仲間を通じての交友関係が広がっています。町内会長に選ばれたのも元気に仕事をしているとみられたからです。

第三に、心身の活動性を保つ（廃用症候群の予防、第6章参照）効果です。働けば当然、心身を活発に使うので、「使わない」「動かない」ことによる心身機能の低下を防ぎ、健康を保つことができるのです。

これら三つは主婦の家事(これも職業の一つと思いますが)にもいえることですし、どのような社会参加でも同じなのです。

年齢は関係ない

リハビリテーションでは、「もう年だから」「こんな体になったから」などとあきらめることはありません。高齢者でもリハビリテーションによって「新しい生活・人生を創る」ことができるのです。

「高齢者は活動範囲が狭くなって当然だ」「いつまでもがんばっていると若い人の邪魔になる」と遠慮する気持ちが患者さんにも家族にも生じやすいので、「リハビリテーションは、いくつになってもできる」と知っておくことはとても大事です。

日本はますます高齢社会に向かっていて、今や高齢であることは当たり前です。それをいかに積極的に生きていくかを考えるのは誰にとっても必要なことで、体が不自由になったことも、これまでの人生をリセットして新しい人生にチャレンジする機会だととらえていただきたいのです。

第2章 生きる時間を大切にする

1　がんで寝たきりの人が伝い歩き

末期がんで余命三ヵ月

これまでいろいろな障害をもった患者さんのリハビリテーションを受け持ってきましたが、その中に末期がんで余命三ヵ月という患者さんがいました。

ふつうリハビリテーションというと、たとえば脳卒中や骨折の場合のように、急に病気やいろいろな障害が出て体が不自由になった人がするものだと思われていますね。しかしリハビリテーションは、徐々に進行していく病気（進行性筋ジストロフィーなど）、あるいは関節リウマチのように良くなったり悪くなったりする波がある病気など、非常に多くの種類の病気にも行われています。そして末期のがんの患者さんにさえ効果があるのです。

この患者さんは七三歳の女性。卵巣がんが全身に転移して、医師は余命三ヵ月程度と診《み》ていました。大学病院で一ヵ月ほど寝たきりになっていて、一人では寝返りもできず、食事もベッドの上でスプーンで食べさせてもらっている状態でした。

私が寝たきりの人のリハビリテーションもやっていたので、担当の医師から「効果があるかどうかわからないけれど、一度診《み》てほしい」と頼まれて診察したのです。

当時は、がんのリハビリテーションといっても、乳がんの手術後に肩関節の動きが悪くなったのをよくするというように、がんの治療後に残った障害に対するものがふつうで、がんそのもので全身が衰弱した患者さんに対するリハビリテーションなどは行われていませんでした。まして余命が短いということであれば、「リハビリテーションなど無理。害になるだけ」とするのがふつうでした。今でもそういう状況は残念ながら大きくは変わっていません。

しかしプロローグでお話ししたように、脳卒中の患者さんのリハビリテーションに活動向上訓練が有効であることに気づいていたので、末期がんの患者さんについても活動向上訓練をすれば、患者さんの体に無理な負担をかけずに効果が出るのではないかと思って、不安半分、期待半分で病室に行って診察してみました。

身体を動かすと背中や胸にひどい痛みがあり、寝返りは困難です。抗がん剤の副作用もあって非常に疲れ易い状態でした。

ですが、ベッドの上で手足を動かしてもらうなどいろいろ診察してみると、この患者さんは伝い歩きぐらいはできるはずだと思えてきました。

伝い歩きができた

そこで試しに、痛くないように気をつけて起き上がりを助けてあげると、ベッドの端に腰掛けることができました。助けながらベッドの柵《さく》につかまって立ってもらうと、それもできました。さらに、数歩ですがベッドの柵を使うと伝い歩きもできます。伝い歩きはすぐに慣れて、翌日にはベッドの回りの伝い歩きができるようになったのです。

一週間後には起き上がりさえ助けてもらえば、病室に付属したトイレまで一人で行って用を足すこともできるようになりました。これだけでも寝たままで用を足すのに比べたら気分的には雲泥《うんでい》の差で、非常に喜んでもらえました。

この患者さんの痛みは体幹《たいかん》(胴体)を曲げたりひねったりする時だけ起こることがわかっ

たので、起き上がりは体幹を動かさない介助の仕方を工夫し、起き上がったら体幹をまったく動かさずに手足だけを動かすように指導したことが上手《うま》くいったのです。

もう自宅には帰れないと誰もが思っていたのですが、患者さんは一ヵ月後には自宅に帰って約二ヵ月間生活し、その後、再入院してまもなくお亡くなりになりました。

活動向上訓練の効果

この患者さんは一ヵ月も寝たきりで、その間、病気自体はだんだんと悪くなっていました。にもかかわらず、なぜたった一週間でトイレまで歩けて、その後、自宅にも帰れたのか？　これはまさに「活動向上訓練」の効果だったのです。

この方が起き上がることも寝返りもできなかったのは、がんが背骨《せぼね》と肋骨《ろっこつ》にも転移しているため、そこを動かすと痛みが起きることと、体力が非常に衰えていて、起き上がる力がなかったからです。

くわしく診察してみると、健常な人のように、体を曲げたりねじったりしてベッドから起き上がることは確かに痛みが起きて難しい。上半身を起こす機械式のギャッチベッドを使っても、痛いことは同じです。

しかし、患者さんの腰から肩までの体幹全体を一つの固まりのようにして介助して起こすと、痛みはほとんどなく、起き上がることも可能とわかりました。

ですから、起き上がることさえ適切に介助すれば、あとは自分でベッドに座っていることも可能ですし、ベッドの柵につかまって立ち上がることも歩くこともできたわけです。患者さんが立って歩くには、杖や介助などの支えが必要なことが多いのですが、この方の場合は、自分のペースで痛みがおきないように注意しながら一人で伝い歩きしたほうが楽だということもわかりました。

この方の場合、車いすを使うことは無理でした。車いすを自分でこぐ体力もないし、背中に力が伝わって痛くてたまらないからです。車いすは使えなくても、歩くことはちゃんとできるということもあるのです。ただし、立ち上がったり歩いたりする時の両足の位置や開き方、歩幅や体幹の傾け方、手の置き方などは私を含めた専門家がつきっきりで指導する必要がありました。そうしないと痛かったり倒れそうになったりします。

立ち歩きの練習をしている間、患者さんのご家族に病院に来てもらい、退院後、自宅の生活に必要な、痛くない抱き起こし方と伝い歩きを介助する方法を練習しました。また、自宅内の見取り図をもとに、伝い歩きをしやすいように家具の位置も一部変えてもらいました。こういう準備をして、患者さんは一ヵ月後に自宅に帰ったのです。

残り少ない人生でも、やりたいことがある

この患者さんは伝い歩きができたわけですが、実は立って歩くこと自体が目的ではありませんでした。

診察の時、いろいろ話してみてわかったことは、この方は回復の見込みがないことをご存じでしたが、それでも自宅に帰って家族と一緒の時間を過ごしたい、そして写真をアルバムに整理して生きてきた足跡としての「自分史」をまとめたい、それをまとめることで人生を振り返ってみたいという強い希望をおもちだったのです。しかし、がんの転移もあって、歩いたり動いたりすると骨折する危険がありました。

それで、動くことによって骨折する危険性があることを説明したところ、患者さんは、骨折を気にして歩けないまま何もできないで過ごすよりは、安全なやり方を教えてもらって、それでも骨折するのだったら納得しますということで、歩くことを選択したのです。

実はアルバム整理も、この方にとってはかなり負担になるものでした。そこで腕が疲れにくいテーブルの高さと腕の使い方を考えました。肘《ひじ》の近くの腕をテーブルの端に置き、そこをてこの支点のように使ったり、テーブルの上に手を滑らせたりすると、腕を浮かせて行うよりも疲れは少なくなります。また長く座れるいすを選び、クッションをうまく使って楽な姿勢で痛みが出ない座り方を練習してもらいました。

自宅で過ごされたのは二ヵ月ほどでしたが、後でご家族にうかがうと、アルバム整理もできて患者さんは非常に満足されたということです。

2　限られた人生を生かすリハビリテーション

負担を少なくする活動向上訓練

今でも多くの人が、リハビリテーションはスパルタ式にやるので患者さんの負担になるもの、ある程度体調がよく体力がなければできないもの、と思っているのではないでしょうか。

しかし、それは誤解です。この方のように末期がんで症状が進行している場合だけでなく、たとえば多発性硬化症や多発性筋炎のような病気で筋肉の力が非常に落ちている状態でも、リハビリテーションの効果はあります。スパルタ式に行うのであれば、そのような状態では病気にマイナスになりますから、とてもできません。

しかし活動向上訓練では、患者さんの負担を少なくして安全に日常の生活行為ができるようにすることができます。私は、これを「負荷《ふか》軽減型活動向上訓練」と呼んでいます。「負荷」とは体にかかる負担のことですが、これには局所的な負荷の軽減と全身的な負荷の軽減の両方があります。

先の末期がんの患者さんでいえば、局所的な負荷の軽減とは、がんが骨転移した部分に痛みが生じないような動作の仕方を、全身的な負荷の軽減とは、疲れない動作の仕方を指導することです。こうした負荷軽減型の活動向上訓練によって心臓や血圧への負荷が少なくなることは、私たちの研究で確認しています。

リハビリテーションはスパルタ訓練ではない

しかし現実には、リハビリテーションとはスパルタ式訓練だという誤解のために、少し状態が悪いだけで「リハビリテーションなんてとんでもない、むしろマイナスになる」と思われてしまっていることが少なくありません。負荷軽減型活動向上訓練をやれば、もっと快適な生活が送れるはずの患者さんがたくさんいるのに、とても残念なことです。

たとえば脳卒中の場合、命が助かる可能性があれば発作が起きた日からリハビリテーションをはじめるべきなのですが、その中心はこの負荷軽減型活動向上訓練です。それにより患者さんは少ない負荷で身の回りのことができるようになります。

関節リウマチの方の場合も、関節を保護し、体への負荷が少なくなるような生活行為ができるようになるのです。

なお、病気の発症直後などにリハビリテーションを開始する、もう一つの大きな理由として廃用症候群の予防がありますが、これについては第6章で述べます。

活動向上訓練が基本

このようにリハビリテーションがスパルタ式訓練だと思われている背景としては、リハビリテーションが機能回復訓練と思われていることが影響しているようです。

機能回復訓練とは、たとえば脳卒中で左か右の半身がまひすれば、そのまひした側の手足の動きをよくしたり、弱くなった筋力を強くしたりする訓練です。リハビリテーションとは、そのようなものだと思っている方も多いのではないでしょうか。

しかし、リハビリテーションという言葉の本当の意味はプロローグでも述べたように「人間らしく生きる権利の回復」、つまり生活・人生を向上させることです。機能回復訓練はこの目的のための一つの手段にすぎず、それも基本的な手段ではまったくありません。基本的な手段は活動向上訓練です。

活動向上訓練によって朝起きてから夜寝るまでの間の生活に必要な、さまざまな行為の能力を向上させることがリハビリテーションの中心なのです。

活動向上訓練には専門家が必要

このように大事な活動向上訓練が、これまで軽視されがちだった一つの理由は、日常生活に必要な行為は特に難しいものではなく、本人や家族が努力すれば向上させられると考えられていたからだと思います。

つまり、身の回りの活動をはじめとする日常活動は、健常な人ならばほとんど無意識のうちに、ごく自然に実行しているものであるため、非常に簡単にできると考えられやすいのです。

しかし現在は何も意識しないで行っている活動でも、子どもの時には何度も教えられ、試行錯誤して、やっとできるようになったものです。普段着は着られるようになっても、おめかしの服は自分で着られなかったり、家のトイレで用は足せても、外出先ではできずに困ったりして、一つずつ覚えてきたのです。大人はその苦労を忘れてしまったというだけです。車の運転も覚えるまではかなり苦労したのに、馴《な》れてしまえばほとんど考えないで運転しているのと同じです。

しかし、身体の一部に機能障害を負った状態では、そうして習得した方法・手順では日常活動は難しくなってしまいます。専門家の適切な指導により、異なった方法・手順（姿勢のとり方、場所・用具の活用の仕方を含む）を新たに習得してはじめて、患者さんの活動能力は飛躍的に向上するのです。

この指導は臨床運動学などに基づいたリハビリテーションの極めて専門的な技術です。これによって体に不自由があっても日常の生活活動や家事、そして仕事などに必要な多くの活動が短期間にできるようになります。

自分だけの工夫や努力では非常に時間がかかるか、結局は自立できないままになる恐れもあります。

目標を定めたリハビリテーションを

末期がんだけでなく、重い病気で回復の見込みがないという患者さんはたくさんいます。残された時間は数ヵ月しかないこともあります。そのように時間が限られている場合にどうすべきでしょうか？

先の末期がんの患者さんの例が示すように、身体的にはどういう状態であっても、リハビリテーションによって患者さんは有意義な生活・人生を創ることができます。

その時にもっとも大事なポイントは、できるだけ早くからリハビリテーションの目標、すなわち患者さんが将来どのような生活・人生を送るのかという具体像を詳細に描くということです。そして、それを実現するための個別的・個性的なオーダーメイドの計画(プログラム)をきわめて具体的に立てる、ということです。それによって、たとえば三カ月なら三カ月という限られた人生を有効に生きるためのリハビリテーションの目標を短期間にむだなく達成することができるのです。

人生の目標とその具体像である生活の目標を具体的に定め、それに向けてリハビリテーションを進めるやり方を、私たちは「目標指向的アプローチ」と呼んでいます。

一般医療と手をたずさえて

先の末期がんの患者さんのリハビリテーションでは、病気そのものの治療とリハビリテーションとを並行して行いました。外科や内科などの医師と細かい点まで相談しながらリハビリテーションを進めたのです。

たとえば点滴をする時間、放射線をかける時間、あるいは酸素吸入の量や時間をどの程度にするかについても、リハビリテーションの立場からどういう影響があるかを話して、治療内容を一緒に考えてもらいました。それによって治療の内容や時間帯を変えたほうがよいことがわかり、実際に変えてもらったこともあります。

このように病気そのものの治療とリハビリテーションを結びつけると効果があるのは、何もがんという特殊な病気の場合だけではありません。高血圧や狭心症などの心臓の病気、呼吸器の病気、糖尿病(運動によって血糖値にも影響があります)など多くの病気では、体を動かすと病気そのものにいろいろな影響を与えます。脳卒中その他でリハビリテーションを受けている高齢の患者さんには、もともとこういう病気をもっている人が少なくないのです。

こういう方にも、「病気があるからリハビリテーションは無理」と考えるのではなく、危険性を予測しつつ、それを避ける医学的管理(これを「リスク管理」といいます)と共に、リハビリテーションを行うことが大事です。

時間は貴重

患者さんの時間は貴重です。世の中には「リハビリテーションはのんびりやるものだ」という考えが強いようですが、それは大きな間違いです。はっきりした生活・人生の目標に向けて行うのではなく、「やってみなければわからない」といわば手探りでやるリハビリテーションでは成果はあがりません。人生にとってマイナスにさえなりかねません。

ですから患者さんも家族も、また専門家も、常にリハビリテーションの目標と方針をはっきり決め、あいまいなままにしておかないことが大事なのです。「せっかちが大事」と言ってもいいでしょう。

実はこのことは、すべての人にあてはまるのではないでしょうか。病気や体の不自由があろうとなかろうと、人の「持ち時間」は無限ではありません。これからの限られた時間をいかに有効に人生をよりよくするために使うか、それを真剣に考えることは誰にでも大事なことだと思うのです。

第3章

「している活動」と「できる活動」

1　訓練室では歩けるのに、ほかの場所では車いす

「歩きたくないなんてとんでもない！」

江島さん（仮名、女性）は八〇歳です。脳梗塞で右片まひになり三ヵ月後に老人保健施設に入所しました。

入所した日に訓練室でT字杖を使って歩くと、休みなしに五〇メートル以上歩けました。理学療法士と一緒に居室棟の廊下を歩くと、これも安定して歩けます。そこで「居室棟内の移動は車いすでなく歩くように」「寝たきりにならないように、日中はなるべく多く歩くように」と指導されました。

その後、訓練室で歩く距離は順調にのびました。ですが、居室棟では看護師が強く促《うなが》さないと歩かないのです。トイレにも洗面所にも車いすで行きます。そのため「意欲がな

い」「本当は能力があるのにやろうとしない問題患者だ」とみられるようになっていました。

相談された看護師長が江島さんに会って話を聞くと、「歩きたくないなんてとんでもない、早く歩けるようになりたい一心です。でも、一人で歩こうとすると怖くてできないんです」「居室棟でなるべく歩きなさいといわれた日に、喜びいさんで歩こうとしたんだけど、転びそうになってしまった」「その後も時々ためしてみるけど、やはり怖くてダメです」などといいます。

生活の場の歩行は訓練室とはまったく違う

そこでリハビリテーションのスタッフや看護師たちが一緒に江島さんが歩くのを観察したところ、居室棟での歩き方はひどく不安定で、訓練室の安定した歩き方とはまったく違います。

江島さんの部屋からトイレまでは一〇メートルですが、相部屋《あいべや》の狭いベッドの間を通り抜ける、ドアを開けて廊下の左右を見る、廊下に出ると人や車いすが動いているので立ち止まってよける……、それだけで江島さんは疲れ切ってしまいます。

トイレはさらに大変です。車いす用のトイレはドアを横に大きくスライドさせるタイプなので、ドアを横に引くと体が不安定になってしまうし、狭いトイレ内で便器に向かって体の向きを変えようとするとふらついてしまい、立っていられないのです。

この観察からわかったことは、同じ「歩く」といっても訓練室と実生活の場とではまったく違う、江島さんは決して意欲がないのでも怠けていたのでもないということです。

実生活の歩行には目的がある

訓練室で歩くのは、つくられた特別な環境での歩行にすぎません。訓練室は広くて見通しがよく、前を横切ったり、すれ違ったりする人もいません。

そこでは人や物にぶつかることなど気にせずに、歩くことだけに注意を集中すればよいのです。極端に言えば前をまったく見ずに、足元だけ見て歩くことさえできます。一方、生活の場の環境は、狭い、人や車いすが通る、細かな動きが必要だ、などと大きな違いがあります。

環境の違いのほかに、もう一つ大きな違いがあります。それは目的の違いです。訓練室での歩行は「どこへ行って何をする」というハッキリした目的がなく、歩くこと自体が目的です。ところが実生活での歩行は食事をする、洗面をする、トイレで用を足すなど、具体的な目的行為があります。このような目的をもった日常生活の中での歩行を「実用歩行」と呼んでいます。

江島さんが入所した日に居室棟の廊下で歩行をしてもらったところ安定していたので、居室棟でも歩けると思ったのですが、これは実用歩行ではなかったのです。

「実用歩行」でも練習時と実際とでは違う

こうしたことから、江島さんには居室棟での歩行練習が必要だということがわかり、理学療法士・作業療法士がついて実用歩行の練習をはじめました。

この練習で江島さんはトイレや洗面所までの歩行ができるようになったのですが、まだ問題がありました。理学療法士か作業療法士がついている時は上手にできるのですが、同じことを一人でやろうとすると怖くてできないのです。

そこで、歩く時は介護・看護スタッフの誰かを毎回呼んでもらい、付き添うことにしました。すると、杖をつく位置や、トイレの中や洗面台の前での足の位置など細かいことが、理学療法士や作業療法士が指導したとおりでなかったこともわかりました。一人で実用歩行ができなかったのは、決して江島さんが臆病《おくびょう》だからではなく、正しい歩き方に習熟していなかったからなのです。

そこでトイレや洗面所に行く時は看護・介護スタッフが付き添って声をかけたり、時には介助しながら歩き方を指導すると、二週間後には病棟内を一人で歩けるようになったのです。また箸《はし》の使い方や着替えなども、訓練室と病棟での実生活では、状況がかなり違っていることがわかったので、これらも実際の状況での練習を重ねてうまくできるようになりました。

これは車の運転と同じですね。教習所のコースでいくら上手に運転できたからといって、一般道路を一人で運転できるわけではありません。

教習所のコースでの運転はリハビリテーションでは、訓練室の中で歩くことにあたります。教官が同乗する仮免運転はリハビリテーションでは理学療法士・作業療法士が指導して行う病棟・居室棟での実用歩行訓練です。一般道路の運転は、実生活での実用歩行にあたります。

訓練室での歩き、指導されて行う病棟・居室棟での実用歩行訓練での歩き、実用歩行の歩き、これら三つは「歩く」といってもレベルが違う別物なのです。ですから、リハビリテーションでは専門家も患者さんの歩行などの生活行為をみる時には、この三つを区別する必要があります。

これは患者さんや家族にとっても大事なことで、たとえば「歩けますか?」と聞かれた場合、この三つをはっきり区別して話してほしいのです。逆に、「歩けるようになりますか」と質問する場合も、三つを区別してください。

また実用歩行ができるといっても、日中の病棟のトイレまでの歩行なのか、退院後にいつも買い物に行く店までの歩行なのか歩いていく目的によってまったく違うので、これにも区別が必要です。

2　「できる活動」と「している活動」

「模擬《もぎ》動作」「できる活動」「している活動」

リハビリテーションでは、「模擬動作」、「できる活動」、「している活動」の三つを分けて考えます。江島さんの例でいえば、訓練室で歩けたのは「模擬動作」、居室棟での実用歩行訓練の時の歩行は「できる活動」で、居室棟での実用歩行は「している活動」です。

もう少し一般的にいうと、日常での生活行為が「活動」で、その活動の一部をなすのが「模擬動作」です。そして「活動」にも二種類あり、練習の時や診察の時にできる活動は「できる活動」、日頃の日常生活として行っているのが「している活動」です。

歩行と同様に食事についても、訓練室で箸で豆をつまむことは「模擬動作」の練習で、それが上手になったとしても、実際の食事の時に麺類を食べたり、魚の小骨を取ったりする「している活動」がうまくできるわけではありません。また服を着替えることにしても、作業療法士がついて、時間がいくらかかってもよく、しかもゆるやかな訓練用の服で練習するのと、日常生活の朝のせわしい時間帯にぴったりした服で着替えるのとではまるで違います。

入浴訓練での経験

「模擬動作」と「できる活動」の大きな違いを痛感したのは、十数年前の入浴訓練の時のことです。

当時、まひのある患者さんの入浴はADL(activities of daily living 身の回り行為)の中で格段に自立することが難しいとされていて、専門家は誰も疑問に思っていませんでした。ですが私は「ADL訓練のうち入浴訓練が一番不十分なのだから、患者さんの自立度が悪いのも当たり前ではないか」と考えました。

実際、その当時行われていたリハビリテーションの入浴訓練は、浴室内の移動はタイルに水をまいた上を患者さんは服を着たまま裸足で歩く、浴槽への出入りは水のない空《から》の浴槽に着衣のまま出入りの練習をする、片手で体を洗うのは柄付きのブラシで服の上から体をこするなど、今から思えば本当に「模擬動作」だけだったのです。

そこで、お湯を張った浴槽で入浴を実際にやってもらうことにしました。その時の患者さんは、病棟で歩くのは自立していた片まひの人で、先ほど述べた入浴の「模擬動作」は上手にできていました。

手すりをもって浴槽に入り腰をおろすところまでは患者さんはスムーズにできたのですが、浴槽内に腰をおろしたとたん、ズブズブと体全体がお湯の中に沈んで溺《おぼ》れそうになったのです。大あわてで助けあげ、ことなきを得ましたが、いたく反省しました。

なぜ患者さんが溺れそうになったのかといえば、まひしたほうの足がお湯の浮力で上がってしまい、そのはずみで上半身がお湯の中に浸《つ》かってしまったのです。それまでの空の浴槽を使っての指導では、まひした側の体が浮きあがらないように、浴槽内の足の位置や座り方などもかなり考えたつもりでしたが、それはお湯を張った浴槽では最適の方法ではなかったのです。

実生活とかけ離れた訓練をしていた、これまでの訓練は模擬動作にすぎず、本当の活動向上訓練ではなかったと猛反省しました。

統計が示すもの

「模擬動作」と「できる活動」と「している活動」に大きな違いがあることを歩行を例にして示してみましょう。

他の病院でリハビリテーションをしたが、「これ以上よくならない。今後は車いす生活」といわれた脳卒中の患者さんが、車いす生活はしたくないということで、私がいた病院に転院してきました。その年は、転院時に訓練室で歩いてもらう(模擬動作)と、五〇メートル以上連続して歩けた患者さんが年間に四八人いました。

ところがこの方たちに、病棟(生活の場)で理学療法士や作業療法士がついて、自分の部屋から訓練歩行(できる活動)としてトイレまで往復歩行をしてもらうと、部屋からトイレまでは二〇メートルぐらいしかないのに、危なげなく歩けたのは二九人(六〇・四%)でした。そして実用歩行(している活動)が自立していた人は誰もいなかったのです。

この調査から、いかにこれら三つの間、特に「できる活動」と「している活動」に違いがあるかがおわかりいただけると思います。

「できる活動」と「している活動」はなぜ違うか

「できる活動」と「している活動」とに、なぜこうした違いが出るのでしょうか。少なくとも六つの理由があると私は考えています。

第一は、練習の時に患者さんは一つひとつの動作を十分に意識しながら行っています。しかし日常生活では、意識しないで努力感なしで行えるように、まさに「体で覚えた」状態になる必要があります。その間にはかなりのギャップがあるのです。

第二には、患者さんの体力が落ちているために、練習の時はがんばってやれるのですが、ふだんは疲れが出て、できない場合です。

第三は、患者さんがリハビリテーションを誤解していて、訓練室や練習の時間にやることだけがリハビリテーションだと思い、日常生活では介護してもらってよいと思っている場合です。

第四には、生活行為については介護してもらうことを求める患者さんがいることです。

日頃は自立心の強い人でも、病気になると気が弱って依存的になる人がいます。

第五には、患者さん本人の生活の中での優先順位があります。時間をかければ一人でもできるのですが、ほかに優先して行いたいことがある場合、体力の消耗《しょうもう》を避けたい気持ちもあって「介護でもよい」となるのです。

第六は、介護の仕方の問題で、過度の介護をしたり不適切な介護をしてしまうことです。たとえば適切なやり方で介護すれば歩けたり立って生活行為ができるはずの患者さんを、介護する人がその方法を知らないために、車いす生活にしてしまうことは少なくありません。

「している活動」の向上をめざす活動向上訓練

このように「できる活動」と「している活動」には大きな違いがあるので、リハビリテーションではこの二つをいったん分けて考え、それぞれの活動の練習を連携して行います。これが「活動向上訓練」です。

なぜ「できる活動」と「している活動」の両方に別々に働きかける必要があるかといえ

ば、訓練室の「できる活動」さえ向上させれば、日常生活での患者さんの「している活動」が自然にうまくなっていくというものではないからです。これは前節で紹介した江島さんの例でもおわかりでしょう。

「できる活動」を向上させるための練習は理学療法士・作業療法士が、日常生活として実行する場所（入院中であれば病棟のトイレ、洗面台など）で行います。

これまで、リハビリテーションは訓練室で行うもので、病棟での練習は、脳卒中の急性期などの全身状態が悪い場合に「やむをえず」行うものだ、という考え方が強かったようです。これは機能回復訓練（心身機能レベルへの働きかけ）がリハビリテーションの基本技術だとする誤った考え方が強かったからだともいえます。

しかしリハビリテーションは本来、ＡＤＬに代表される患者さんの「生活」（「活動」）を向上させることが基本です。ですから、生活の場こそ、リハビリテーションにもっともふさわしい練習・訓練の場だといえます。

そして、「できる活動」向上への働きかけと並行して、「している活動」を向上させるための練習を日常生活の中での介護を通して行います。入院中であれば主に看護・介護職が行いますが、患者さんが家庭で生活している場合は家族が介護することになります。その場合も「している活動」を向上させるのが介護だという観点をもって行っていただきたいのです。

活動向上訓練の効果

ここで活動向上訓練が、いかに短期間で効果を上げられるものであるかをご紹介しましょう。

先に統計で紹介した四八人の脳卒中の患者さんに、病棟での活動向上訓練を行いました。その結果はめざましいもので、わずか二週間で四二人(八七・五%)の人が、部屋からトイレまでの訓練歩行(できる活動)を危なげなくできるようになりました。さらに、一人もいなかった実用歩行(している活動)が自立した人が、三一人(六四・六%)にもなったのです。

残った一七人の人は、この時点ではまだ「している活動」としては車いす自立でしたが、その後三週間で全員が実用歩行となりました。

これらの人たちはみな脳卒中の後、三ヵ月以上たっていましたので、二〜五週間のうちに、まひがよくなるということはありませんでした。まさに活動向上訓練の効果だったのです。

「している活動」を向上させる介護

これまでリハビリテーションは理学療法士・作業療法士・言語聴覚士のみがするものだという考え方がありましたが、看護・介護職の役割も大きいのです。前節で述べたような活動向上訓練の大きな効果は看護・介護職の人の熱心な取り組みがあってはじめてできたのです。すなわち、入院してのリハビリテーションのメリットは、このように実際の生活の場での活動向上訓練が「できる活動」として行え、また「している活動」へ朝から晩まで専門的に働きかけができることです。

介護は不自由なことを手伝うだけのものだと思われがちですが、活動向上訓練として「している活動」への働きかけとしてとらえると、介護を受ける人の可能性を十分に伸ばすことができます。

介護は、リハビリテーションを行っている時だけでなく、このような観点からとらえることも大事なのです。

第4章 退院後の生活を見通して練習する

1　限られた環境でしかできない「活動」でよいか?

自宅ではできないことが続出

前章で紹介した江島さんは居室棟での活動向上訓練を受けて、歩いて洗面所や食堂へ行く、トイレで用を足すなどのことも、すべて一人で行えるようになり、自宅に帰る日も間近になりました。

そんな時、遠くに住んでいる息子さんがやってきて、「本当に年とった両親だけの二人暮らしができるのか心配だ。施設から退所する前、試しに家に泊まって様子を見てはどうだろうか」と提案しました。

なるほどというわけで江島さんが自宅に泊まってみると、施設ではできたことが自宅ではできないのです。杖を使って歩こうとしても、狭いトイレや洗面所では身動きがとれないし、浴室は狭いうえに施設とは浴槽の形が違うので、夫に助けてもらっても入浴できません。また布団から立ち上がることや、玄関口のあがりがまちの段差を上がり下りできないので一人で外に出ることもできません。

外に出て散歩をしようとすると、困ったことがあることに気づきました。それは和式トイレの問題です。江島さんは「退所した後は、なるべく外にも出ていきなさい、そうしないと寝たきりになる」と言われていたので、自宅に泊まった日も近くの散歩用のコースを歩こうとしたのですが、途中の公衆トイレは和式のものしかなかったのです。自宅のトイレは以前から洋式で、施設での練習も洋式の使い方のみでした。

施設の人からは、あらかじめ自宅にベッドを入れるとよいし、玄関や歩きにくい場所には手すりをつけることを勧められていましたし、外出については「デイサービスかデイケアに通えばよいですよ」とも言われていました。

ところが、ほんの一泊しただけで、自宅でできないことが次々と見つかったのです。

見取り図と写真をもとに新しい訓練

そこで息子さんは、江島さんが困ったことや希望することを書いて施設のスタッフに相談しました。自宅や自宅周辺の見取り図と写真も持っていき、今後のリハビリテーションの進め方を再検討してもらいました。

その結果、江島さんの帰宅を少し先延ばしして、布団から家具につかまって立ち上がる練習、玄関の下駄箱につかまって上がり下りする練習、また和式トイレを使う練習などをはじめることにしました。

和式トイレは居室棟にあるのですが、江島さんは練習したことがありません。しかし作業療法士がついて練習すると、五日間で和式トイレが使えるようになって、その後は介護職が介護しましたが、数日で一人で使えるようになり、それからは毎回、和式トイレを使うようにしたので、どんどん上手になりました。

このようなきめこまかな活動向上訓練によって、自宅に泊まった時に心配だったことは解決しました。そして住宅改修もせず、ベッドも入れずに江島さんは自宅に帰りました。その後は月一回外来リハビリテーションに通っています。

冬に低下した活動も向上

江島さんが自宅に戻って、はじめての冬が来ると、秋まではできていた自宅トイレでの用足しや洗面所で立ってする洗面が難しくなってきました。

そこで訪問リハビリテーションの人に来てもらうと、動きにくくなったのは厚着をした影響が大きいことがわかりました。洗面の時に袖《そで》まくりしても片手では十分上にたくし上げられず、洋服の袖が濡れることが問題なこともわかりました。

そこで江島さんは、このような冬の状況にあわせた活動向上訓練を訪問リハビリテーションで三回行い、再び自立した自宅生活に戻り、その後は元気な日々を送っています。

ほとんど毎日散歩をして、劇場やデパートにも夫と一緒に時々行くことを楽しんでいます。

はじめから自宅での生活を考えたリハビリテーションを

この江島さんの例からわかるように、リハビリテーション病院や施設と自宅とでは環境が違うので、同じ洗面や用を足すことでも、違うやり方をしなければならないのです。

また玄関のあがりがまちの上がり下りや、布団からの起き上がり、和式トイレの使用のように、施設では必要ないことでも、家では必要なことも多いのです。

ですから退院間近になって、はじめて自宅での生活を考えるのでは後手《ごて》にまわってしまいます。はじめから、どのような家に帰って、どのような生活をするのかという、具体的な自宅生活（社会生活を含める）を考えるべきです。そして、そのために必要な活動は何か、どのようなやり方が必要かを考え、その活動向上訓練を十分に行います。そうしないと、家に帰って困ることになるし、外に出ることさえできなくなってしまいます。

江島さんのように問題が明らかになった時点で入院や入所期間を延ばしてもらえるとは限りません。彼女の場合も最初から自宅生活を考えてリハビリテーションを進めていたら、入所期間は短くてすみ、もっと早く自宅に帰れていたはずです。

リハビリテーションがうまく進むように、私が患者さんやご家族にお勧めしていることがあります。それは、入所・入院の早い時期に自宅の見取り図や要所要所の写真、また自宅周辺の地図や写真、病気になる前や入院する前の一日の暮らし方などを書いたものを用意して、それをリハビリテーション担当者と一緒に見ながら自宅に帰ってからの患者さんの生活の仕方を相談することです。

廊下の幅、家具の高さや廊下と部屋の間の段差というものは、ほんの数センチ違っただけで生活行為のやり方に大きく影響します。ですから見取り図には寸法を書き入れ、段差や家具の位置などもできるだけ正確に書いてください。写真は細かな点までわかるので専門家にも大変役立つものです。私自身は、患者さんの入院日にはこれらを必ず持参していただくことにしています。

外国出張はできるのに、近くの友人宅へ行けない?

実生活を細かいところまで考えてリハビリテーションをしなければいけないと私が気がついたのには、一つのきっかけがありました。脳卒中のあとリハビリテーションで歩けるようになり、自営の貿易業に復帰した男性の方です。

この人は商用で外国出張をするまでになったにもかかわらず、友人たちのマンションには行かなくなったということが、何度目かの診察ではじめてわかったのです。驚いて詳しく聞くと、足につける装具の着脱が問題だということがわかりました。

病院では、いすに腰掛けて短下肢装具をつけたりはずしたりする(着脱)方法を教わり、それをずっとやってきました。しかし、友人のマンションの玄関は廊下との段差が少ししかなく、腰掛けられない(廊下に腰掛けたら立てない)ので、装具の着脱ができないのです。それがわかっているので友人を訪ねたいのは山々だが、やめていると言うのです。外国ではホテルのいすやベッドに腰掛けて装具を着脱するので不自由はなかったのです。

この人は立った姿勢で装具を着脱する方法を外来リハビリテーションで練習すると、すぐに上手になり、念願の友人のマンションに行くことができました。

これを機に、私は短下肢装具を装着して屋外歩行が自立している脳卒中の片まひ患者さんを対象として、外出先での装具の着脱法について調査してみました。すると、この方と同様に、立った姿勢では装具を着脱できないために行動範囲を限っている人が七九名中四七名(五九・五%)もいたのです。

同様に、その他の日常活動についても調べると、先ほどの江島さんと同じく和式トイレでしゃがめないので、洋式トイレがあることがわかっている場所にしか行かない人もたくさんいることがわかりました。

また自宅生活では大きな問題がなくても、実は箸が上手に使えないので箸が必要な外での会食に行かないとか、服も自分で脱ぎ着できる限られた種類のものしか着ないので外出範囲が限られてしまうなどの多くの問題があることが明らかになりました。

「環境限定型活動」

こうした例が示すように、リハビリテーションで、ある活動を練習しても、それが病院・施設・自宅などの限られた環境でしか行えないようなものだったら、もっと広い実生活の場面では役には立たないことになります。

私はこうした特定の環境でしかできない活動を「環境限定型活動」と呼んでいます。たとえある環境では自立していても、それが環境限定型活動の範囲にとどまっていると、生活できる場所は限られ、それによって社会的な活動範囲は狭くなってしまいます。

たとえば洋式トイレでしか用を足せないために、洋式トイレがあるとわかっている場所にしか行かない、だから娘の嫁ぎ先にさえ行かないという人は非常に多いのです。しかし、江島さんの場合もそうでしたが、片まひの人が和式トイレで用を足すことは、ちゃんとした指導をうけて練習すれば、それほど難しいものではありません。立って装具の着脱をすることも同じです。

いずれにせよ、患者さんが自分の生活や人生で必要と思われるやり方を相談していただければ、リハビリテーションの専門家は一生懸命努力して新しい練習方法を工夫するはずです。専門家としても新しいことにチャレンジすることはやりがいのあることですから、遠慮なく相談してください。

なお、病院・施設での訓練が環境限定型活動にとどまりがちなことには病院・施設の設備の問題も一役買っています。これについては後で述べることにします。

2　将来の「する活動」の設定が大事

「する活動」とは何か

江島さんの例から学ぶべきことは、もう一つあります。それは活動向上訓練の目標としての「する活動」ということです。

「する活動」とは、第3章で述べた「できる活動」と「している活動」とに関係するものです。「できる活動」と「している活動」は現状(活動向上訓練の出発点、あるいは途中の段階)での活動の二つの面(能力と実行状況)を示すものですが、「する活動」とは将来に向けて設定された活動の目標であり、将来における「している活動」として設定するものです。将来の具体的生活像ということもできます。目標とは、この「している活動」の実現をめざして活動向上訓練を行っていくという意味です。

この三つの関係を図に示すと次ページの図4-1のようになります。左側は現状を示し、右側は将来の目標を示しています。

左側で、「できる活動」のほうが「している活動」より高い位置にあるのは、活動向上訓練の出発点や、訓練の途上では「できる活動」のほうがより高い水準にある(より難しいことができる)ことを示しています。

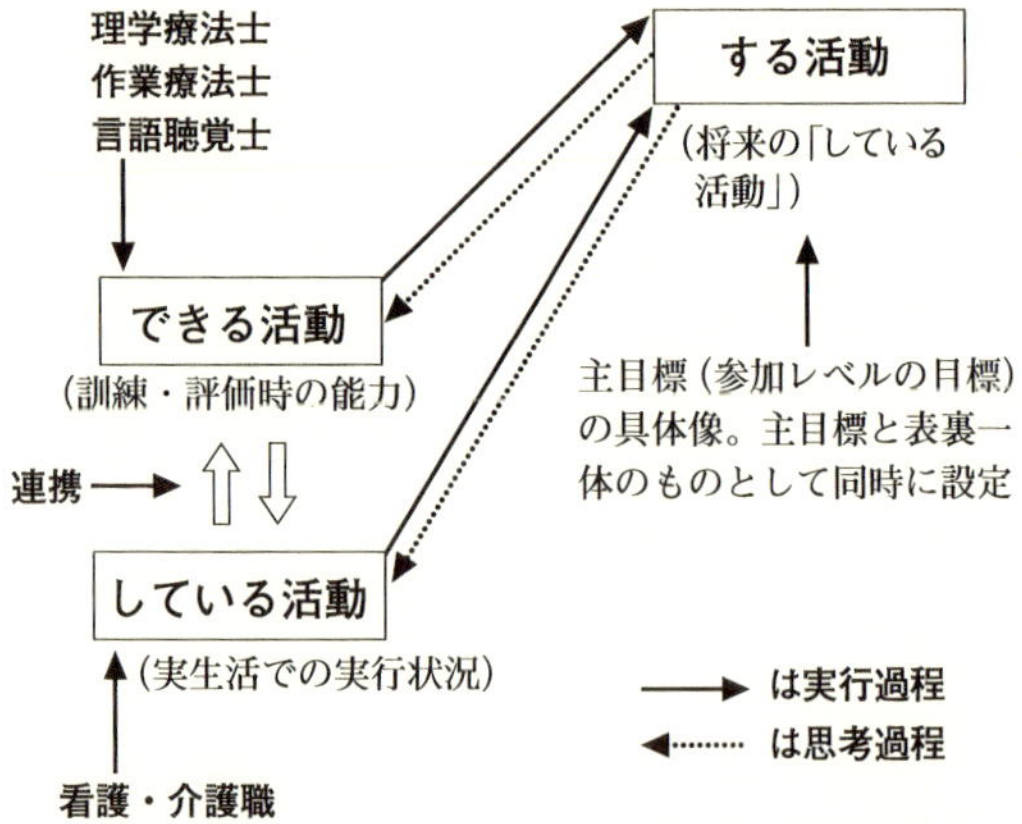

図4-1　「できる活動」「している活動」「する活動」の関係

また右側の「する活動」が、これら二つよりも高い位置にあるのは、より高いものを目標として設定しているということです。

左側の「できる活動」と「している活動」から右上の「する活動」に、二本の矢印（太い実線）が向かっています。これは「する活動」を目標として設定して、それに向けて、「している活動」と「できる活動」とを向上させていく実現過程を示します。「できる活動」と「している活動」の間の矢印は、この二つを相互に関連づけながら進めていくことを示します。

一方、右上の「する活動」からは「できる活動」と「している活動」に、点線で示した二本の矢印が向かっています。この点線は思考過程を示すものです。

つまり「する活動」とは、最初からはっきりしたリハビリテーションの具体的な目標として設定するものであり、それをもっとも効果的に実現するように「できる活動」と「している活動」への働きかけ方、進め方を決めていくということです。決して「できる活動」と「している活動」とを何でもいいからできる限り高めていくと、最終的に到達するのが「する活動」だというのではありません。

前節の江島さんの場合を「する活動」との関係で見れば、具体的な目標としての「する活動」が設定されないままにリハビリテーションを進めたことが問題だったのです。

もし施設に入所した最初から自宅内と屋外の歩行や、洗面、入浴、トイレなどのADLはもちろんとして、「布団から立ち上がる」、「和式トイレを使う」、「下駄箱につかまって玄関のあがりがまちを上がり下りする」などの具体的な目標が「する活動」として設定され、それに向けた活動向上訓練がなされていたら、もっと短い期間で自宅復帰が実現できたはずです。

「する活動」のレパートリー

「する活動」を考える上でのポイントは大きく二つあります。

一つは、将来の実生活でどのような活動が必要かという範囲や種類、いわばレパートリーです。そして、もう一つは同じ活動でもどのようなやり方を選ぶかという、やり方のバラエティです。

まずレパートリーとは何かということですが、これは将来の実生活、といっても自宅だけではなく、広い範囲の社会生活を含めて、そこで必要となる活動の範囲・種類(レパートリー)を非常に広く考えて、その中から、その患者さん本人の生活に必要なものを選ぶということです。

年齢、性別、まひの程度や心身機能の点では同じ状態の患者さんがいたとしても、どういう生活を送るかによって、家事訓練が必要か、職業訓練が必要か、趣味がうまくなることが必要かはまったく違います。活動のレパートリーを増やすことは、自宅はもちろん、いろいろなところに出かけていって社会参加の機会を増やすためにも必要です。そしてそれによって行う活動向上訓練はまったく違ってくるのです。

その場合、まず身の回りのことができるようになってはじめて、家事や仕事や趣味などの活動の練習に移るべきだというような、決められた順番があるわけではありません。

身の回りのことは介護が必要でも仕事が自立することのほうが大事だという人もいます。家事が大事だという人もいます。患者さんは「身の回りのこともできていないのに、それ以外のことの希望や心配など相談できない」と考えずに、最初から遠慮なく専門家に相談してください。

また身の回りの活動以外の、たとえば仕事や趣味のために必要な活動も患者さんが自分で工夫すればよいというほど、簡単なものではありません。仕事や趣味のことは患者さん本人のほうが専門家よりも詳しく知っているのだから、相談してもあまり効果がないのでは、と思わないでください。仕事や趣味の内容を教えてもらえれば、専門家としてそれらが上手にできる方法を一緒に探していけるのです。

「する活動」のバラエティ

次にバラエティです。前節で環境限定型活動について述べたように、ある一つの活動をとってみても、その行い方（姿勢、手順、用いる歩行補助具・装具・用具、利用する設備など）は非常に多種多様です。また一つのやり方についても指導法はたくさんあります。ですから、そのうちのどのやり方を選ぶかをはっきり決めていくことが「する活動」として大事です。

たとえば、片まひ患者さんが用を足す場合を考えてみましょう。

男性であれば尿瓶《しびん》やポータブルトイレや車いす用トイレ、そして通常のトイレがあります。通常のトイレも洋式、和式、立ち便器とさまざまです。トイレのドアの開き方、トイレの広さ、内部の構造にも違いがあります。用を足す時に着ている服や下着も季節や場所によって違います。そしてこれらすべてによって、具体的なやり方が変わってきます。

健常な人では大差ないと思うような足を置く位置、膝《ひざ》を曲げる角度などのわずかな違いでも、体が不自由な場合には大きな差が出て、できたりできなかったりという結果になるのです。

ですから将来の実生活に適したやり方を選び、それが確実に行えるように練習していくために、将来の生活像が明確であることが必要になるのです。
これは沢山のやり方のうち一つだけを選べといっているのではありません。江島さんの

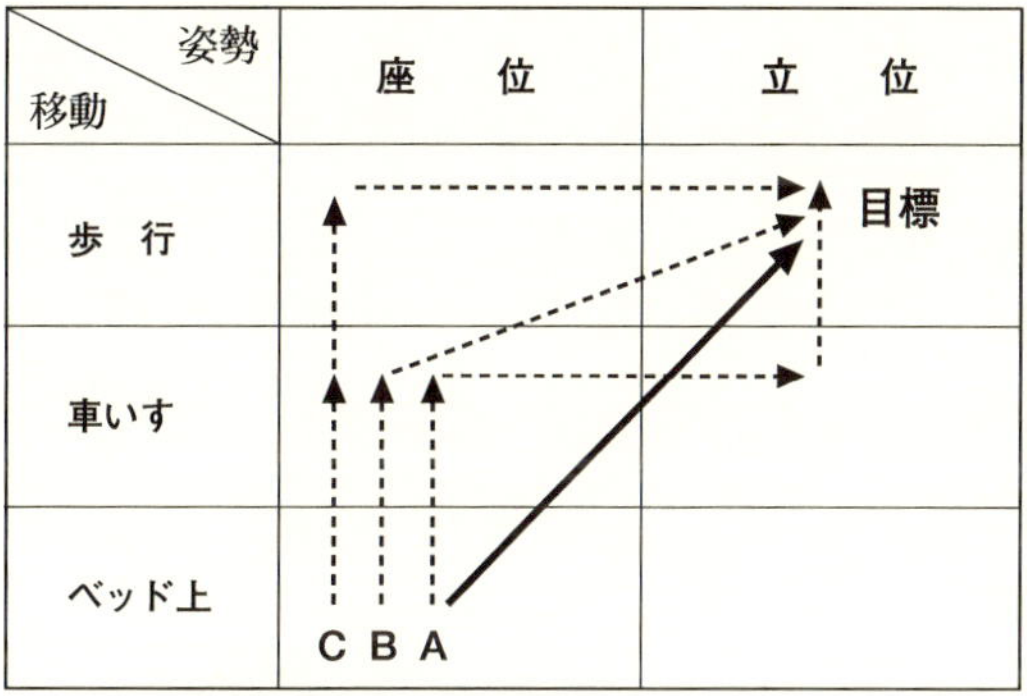

図4−2　洗面訓練の進め方の選択肢

場合、「トイレで用を足す」という活動は施設や自宅内での生活だけを考えれば洋式でのやり方だけでよかったのですが、散歩するとか劇場やその他のところに行くということを考えるともう一つのバラエティとして、和式でのやり方も必要だったのです。

　このようにある活動を広いレパートリーの中から選び、そのさまざまなやり方(バラエティ)の中から一つあるいは複数の必要なものを選ぶというのが「する活動」の決め方なのです。

「する活動」を設定すると

こうしたことがあるので、活動向上訓練では最初に「する活動」を決めることが必要になります。先に述べたように「する活動」とは、患者さんの将来における「している活動」です。たとえば洗面をするにも、洗面所まで車いすで行くのか歩くのか、また洗面自体を腰掛けてするのか立ってするのかというバラエティがあります。移動と姿勢だけをみても、前ページの図4-2のようにたくさんの組み合わせがあります。

よく行われるように、はじめに移動も姿勢も車いすを使うと、図4-2のA、B、Cの三つのコースがあります。

しかし、移動は歩行で、姿勢は立位での洗面を「する活動」として設定した場合は図4-2の太い矢印で示したように、車いす自立という途中のステップを省略して、はじめから「する活動」をめざすことができるのです。

なぜ車いすでの自立というステップを省略するのかといえば、車いすを使うことと歩くこと、また車いすに座っての洗面と立っての洗面とは、別の動きだからです。洗面所へ歩いていって立って洗面することを最終目標とするなら、車いすでの動作は将来いらなくなります。将来は不必要となる動作をわざわざ習得するのは、時間と努力の無駄だからです。

具体的にいえば、車いすで自立していなくても、日常生活でも患者さんを介護して洗面所まで歩いて移動し、洗面所では立位姿勢で介護して洗面を行い、そして自立へと進めていくのです。介護しても歩行や立位での洗面ができない場合は車いすを使いますが、その場合は車いすでの自立をめざす練習は行わず、介護で行います。介護して歩行ができれば車いすは使わないのです。

このように洗面という一つの行為でもいろいろなやり方がありますが、どういう順番で進めるのかという進め方が大きくリハビリテーションの結果を左右します。それに的確な指針を与えるのが目標としての「する活動」なのです。

「する活動」は創るべき人生の具体像

「する活動」は、どのような人生を創るのか、という参加レベルの目標(「主目標」)の具体像でもあります。ですから主目標といわばセットとして、朝から晩までの一日の多数の活動について「する活動」を設定します。そして、これは患者さん本人とリハビリテーションの専門家が一緒になって決めるものです。

第1章で紹介した中田さんの「人生の選択肢」を思い出してください。中田さんは結局、「勤めをやめて自宅で書道教室を開く」という人生を選びました。その具体像をなす「する活動」としては、ADLや屋外歩行、片手での自動車運転といったもののほかに、書道教室のために必要なレパートリーが含まれています。

その一つである「筆で字を書く」ことについてはバラエティとして、「正座で、左手で紙を押さえて書く」というスタンダードな方法しかないのではなく、「いすと机を使って書く」「手の代わりに文鎮を使う」、その他いろいろなやり方があります。早い時期にそれらの中から目標を定めて行ったことが短期間でよい結果を得ることにつながったのです。

もし中田さんが「勤めを続けるが書道教室はやめる」という人生を選択したら、その人生の具体像である「する活動」は非常に違ったものになったはずです。たとえば電車・バスの通勤を想定した活動向上訓練、会社での経理の仕事のためのコンピューターや電卓の操作、電話で話しながらメモをとることなどの職業関連の「する活動」のための活動向上訓練が必要になったはずです。その代わり、書道に関する活動は当面必要はなかったわけです。

「する活動」は現実性のあるものに

ここまでお読みになって、「どのような人生を創るかを患者さんの希望だけで決めてよいのか」と疑問に思う人がいるかもしれません。

希望と目標の問題については第7章で詳しく述べますが、確かに表面に現れた希望をそのまま目標にしてよいわけではありません。目標とは空想的なものであってはならず、リハビリテーションをした後の状態の予測に立って、最大限の努力をすれば実現できる現実性のあるものでなければならないのです。

3　病院や自宅の設備・環境をどう考えるか

実生活に則した病院設備を

先にリハビリテーションは「環境限定型活動」にとどまっていてはいけないと述べましたが、それには病院・施設の設備も大きく関係しています。これは患者さんの家の改修などにも関係が深いので、少しこれらのことを考えてみたいと思います。

リハビリテーションの病院や施設の設備・環境というと、広い訓練室にアスレチッククラブとみまがうような訓練機器がそろっているところを思い浮かべる方が少なくないのではないでしょうか。また、病棟や居室棟には車いす用のトイレ、洗面台などが充実していると思われているかもしれません。

ですが、将来の実生活を向上させるリハビリテーションを行うには、活動向上訓練用の設備が必要です。これは訓練室だけに設ければよいというものではありません。病棟や居室棟を患者さんの退院後の生活に向けて、「できる活動」と「している活動」の両者への働きかけをする活動向上訓練の場として見直すことが必要です。そのポイントは、

①一般社会生活の環境と病院とのギャップを埋めるさまざまな設備

②歩行と立位姿勢での活動が行いやすい環境を備えること

の二つです。

まず②の歩行と立位姿勢で各種の活動を行うことは、環境限定型活動にならないための最大の前提条件といってもよいものです。

現状では第5章で詳しく述べるように、「つくられた歩行不能」を生む「車いす偏重」が問題になっていますが、それは病院・施設の設備も車いす用にすることと関係しています。

ですから、病棟・居室棟でも車いす用の設備は必要な場所だけにとどめ、むしろ一般家庭、地域社会に通常みられるような設備(特にトイレ・洗面台・ドア、調理台など)が多様に備えられていることが大事です。たとえば和式のトイレ、病棟での簡単なお茶や調理ができる立位

で使う調理台、洗濯機や物干し場、そして和室などがあるのがよい環境なのです。

車いす用設備の充実した環境は車いす生活だけを考えるなら安全ですが、退院・退所後の生活・人生を考えれば決してよい環境とはいえないのです。

実は医療や介護の制度でも、広い訓練室に訓練機器を設置することよりも、自宅や地域社会での生活に向けた活動向上訓練を重視した設備を推奨するように変わってきています。皆さんも、リハビリテーションによい病院・施設とは、こうした実生活に即した設備が充実しているところだと考えてください。

住宅改修は、どんな活動向上訓練をしたかで決める

「する活動」を決めるには、その活動を将来どのような環境で行うのかが影響します。

たとえば江島さんは、施設の人から自宅に手すりをつけることやベッドを入れることをすすめられましたが、自宅の環境に合わせた活動向上訓練を行ったことで、その必要はなくなりました。もし最初のすすめに従っていたら、布団から立ち上がることはできないままだったし、手すりのない親類や友人の家には行けなかったことでしょう。

住宅改修や福祉用具は介護保険制度がスタートして比較的容易に利用できるようになりました。住宅改修では、いわゆるバリアフリーということで、床の段差をなくし、あらゆる場所に手すりをつけ、また階段の昇降機をつけるなどのことが推奨されがちです。

しかし安全だからとか、将来を考えてなどの理由をつける前に、まず今の環境のままでも安全に行えるような活動向上訓練をしたのかどうかを、患者さん本人もよく考えてみましょう。

また、たとえば浴槽の改造をすすめられたなら、まず十分な入浴訓練を行ったのかどうかを考えてから決めましょう。入浴訓練をしたとしても、空の浴槽の出入りの訓練にとどまっていなかったか、体を洗うのも、服の上からブラシの先がどこまで届くかをみるだけといった模擬的な動作にとどまっていなかったか、という検討も必要です。

また階段昇降機をすすめられた場合には、昇降訓練を十分に行ったかどうか、本当に歩いて階段の昇り降りはできないのかをよく考えて決める必要があります。

生活環境や必要な活動は、一人ひとり違います。ですから、患者さんや家族の方は、最初から自宅での生活で何が不安なのか、何をしたいかをぜひ専門家に話してください。自宅での生活は本人がもっともよくご存知なのですから、これは患者さんやご家族の責任といってもよいと思います。

第5章 車いすを偏重しない

1　歩くことと車いすを使うことは別物

一つの疑問

プロローグで紹介した山本さんは、転院して車いすに頼らないリハビリテーションを受けることによって歩けるようになったのですが、自分でトイレへ歩いていって用を足したり、立って洗面したり調理したりすることができるにつれて、一つの疑問がわいてきました。

それは、前の病院で車いす自立のために一年以上も練習したのは何だったのかということでした。車いすをこぐことと歩くことでは体の使い方がまったく違うし、歩いたり立って洗面などをするようになれば必要なくなるのに、車いすに座ってするやり方をどうして覚えなければいけなかったかということです。

たしかに自分で歩いたり、立って洗面や炊事をすることは車いすでするよりもずっと難しい、でも練習すればちゃんとできるのです。はじめから車いすを使わなかったらもっと早く歩けたのでは、とも思ったのです。

車いす操作をマスターしても歩行には役立たない

専門的に見ても、山本さんの疑問はまったくその通りです。臨床運動学的に見て、車いすをこぐ時の体の動作も筋肉や関節の働き方も、歩くこととはまったく別物なのです。ですから、将来は歩くことが可能な患者さんなら、車いすをこぐ動作をマスターする必要はありません。

それだけではありません。車いすは移動だけでなく、さまざまな活動のやり方にも影響します。たとえば、洗面や炊事も座ってするのと立ってするのとでは片まひの人にとっては大きな違いです。

同じ手を使う動作なのだから違いはないと思われるかもしれませんが、健常な人は適応性が高いから違いに気がつかないだけなのです。

たとえば、手の動きは微妙に全身のバランスに影響し、健常な人はそれに合わせて無意識のうちに重心を移動させたりして体のバランスをとっているのですが、片まひの人は手の動きによるバランスのとり方を意識的に学習しないと、手を動かしただけで体のバランスを崩して倒れてしまいます。しかも「自立」ということは、それを自然に行えるところまでマスターするということですから、相当な時間と努力を必要とします。

ですから、車いすに座ってするやり方をまずマスターし、その後それをやめて、立ってするやり方を新たにマスターするというのは患者さんと専門家の両方にとって時間と努力の無駄なのです。

これは単なる理屈ではありません。私たちの研究でも、脳卒中で片まひになった患者さんは、いったん車いすの自立という段階を経《へ》るやり方をすると、はじめから歩行と立位での活動に向けたリハビリテーションをした場合に比べて歩行自立までの期間がずっと長くなるだけでなく、歩行の自立度も自宅に帰れる率も低いレベルにとどまることが明らかになっています。

こうしたことは患者さんの心理にも大きな影響を与えます。つまり、将来歩行できると医師に説明されていても、まず車いすでの自立をめざす訓練からはじめると、「本当は歩くのは無理なのではないか」と懐疑的《かいぎてき》になり、将来に希望をもてなくなる人が多いことも私たちの研究でわかっています。

2　車いすに頼らずに歩行を自立するには

車いす自立段階のスキップ

車いす自立の段階を経ないで直接に歩行の自立に向けて進めていくリハビリテーションのやり方を、私たちは「車いす自立段階のスキップ(飛び越え、省略すること)」と呼んでいます。しかし一般には、「車いすという安全なやり方からはじめて、歩くという難しい練習に徐々に進むほうがよいのではないか」と思われています。

実は私自身もリハビリテーション医になった当時は、まず車いすで自立することも必要かなと思っていました。しかしいくつかのきっかけからその問題点に気づき、いろいろな工夫をして自分たちの実用歩行訓練の技術が向上してくると、歩行の自立は車いす自立と比べてそれほど難しくないと実感するようになってきました。

今でも、車いす自立に比べ歩行自立は非常に難しいと思いこんでいる人は多いのですが、技術をしっかり習得すれば決してそんなことはないのです。

歩行と日常行為は一連のもの

「歩く」という行為を考えてみると、歩くことそのものが目的ではありませんね。散歩は別ですが、私たちは日常、歩いていった先で何か目的のあること(日常生活活動や家事などの活動)をするために歩く(移動する)のです。これは患者さんもまったく同じです。

実生活での歩行(実用歩行)は、ある目的をもって行うものですが、目的をうまく果たすには、歩行もそれに合ったものでなければなりません。たとえば洗面台まで歩いていって洗面する場合、歩くだけでなく、次に行う、立って洗面する動作に最も適した場所に止まれる歩き方をする必要があります。

洗面するには手を杖から放して、腰を洗面台にもたれさせたり、膝をついたりして立位を保つので、それに適した足の位置がちゃんとあります。歩いてきてそこにピタリと止まるというのはかなり難しいことです。

足の位置がちょっと違っただけでも立位は不安定になりますし、健常な人と違って、患者さんは止まってから足の位置を微調整するのは大変難しいのです。

そして、歩いていった先での目的行為が自立しなければ、実生活での歩行が自立したとはいえないわけです。このように「歩行と日常行為は一連のもの」として歩行をとらえることが、歩行自立のための要《かなめ》です。歩行とその他の活動を別々にとらえてはいけません。

「している活動」に役立つ装具と杖

装具や杖のような歩行補助具は、上手に使うと歩行が安定するだけでなく、立位姿勢での活動をやりやすくする、リハビリテーションでは大事な用具です。

これらの装具や杖の必要性や種類は、訓練室での歩行(「模擬動作」)や病棟での「できる活動」で決めるのではなく、「している活動」の状況で決めるべきものです。

実生活の「している活動」の時には、「模擬動作」の時と比べてはもちろんのこと、「できる活動」で使っている装具や杖と比べても、もっとしっかりした物を使うことが必要な場合が多いものです。

ウォーカーケイン（一一七ページ図5−1参照）や両側支柱付きの装具それ自体は少し重いものですが、しっかりと体重を支えることができ、歩きやすく、また立位姿勢が不安定になった時も十分に体重を支えてくれるので、かえって楽に感じるものです。

また装具をしっかりとしたものに変えることで杖がいらなくなって、手が自由に使えるようになるという場合もあります。

内反尖足《ないはんせんそく》が歩行を困難に

装具がなぜ歩行の安定化に効果的かを具体例で説明してみましょう。第3章で紹介した江島さんは、訓練室と居室棟の廊下では歩けたのに、洗面所やトイレまで行こうとすると歩行が非常に不安定になって足がすくんでしまいました。実はそうなる原因として、「内反尖足」がありました。

内反尖足は、脳卒中でまひした側の足ではよく見られるものです。「尖足」とは、自分では力を入れるつもりがないのに、足首から先に筋肉の強い緊張が起こって、爪先が下を向いて床にぶつかるようになることです。足が尖《とが》ったように見えるのでこの名があります。「内反」とは、足の裏が内側に反り返ってつっぱってしまうことです。

内反尖足とは内反と尖足とがあわさったもので、患者さんが歩こうとして足を床につける時、ふつうのように踵《かかと》からつくのではなく、つっぱった足の小指からつくようになり、当然、非常に不安定で歩きにくくなります。

この内反尖足はリラックスしている時には弱い人でも、精神的な不安や緊張があると強くなります。訓練室や廊下のように広いところで、人が付き添ったり見ていてくれる時には、江島さんも安心して歩くことができ、内反尖足はごく軽くしか出ないので、問題にならなかったのです。

しかし居室棟で歩こうとすると邪魔物だらけだし、誰もついていないしと、さまざまなことが影響して不安と緊張がつのり、内反尖足が強くなって歩きにくくなる、だからますます緊張するという悪循環に陥ったのです。

そこで江島さんに両側支柱付きの短下肢装具をつけて内反尖足が起こらないようにすると、不安と緊張がとれて歩けるようになりました。このように、歩けなかった患者さんが適切な装具をつけると歩けるようになったという例は脳卒中以外にもたくさんあります。

「装具や杖に頼ると歩けなくなる」は誤解

脳卒中で片まひの患者さんは、膝を伸ばして体重を支える筋肉の働きが十分回復していないため、立ってまひした足に体重をかけようとすると、ガクッと膝が折れて転びそうになることもあります。

そういう場合には「長下肢装具」と呼ばれる、短下肢装具の支柱をもっと上まで伸ばした装具を使い、膝が折れるのを防ぎます。これを使うと、早い時期から立ったり歩いたりできるようになります。

長下肢装具を含め、装具は練習時だけでなく、「している活動」として活用するのが基本です。ですから、朝起きたら装具をつけ、入浴の時以外は、はずさないで一日に何回もそれで歩き、立って洗面などの活動を行います。

なお歩くことは、それ自体が脳卒中のような脳の病気による足のまひの回復を促進する作用をもっています。これは「陽性支持反応」という神経生理学的な反応からくるものです。ですから、長下肢装具を実用歩行に使って歩いていると、膝を伸ばす筋肉の働きが最初は非常に不足していたのが回復して、ある時点から短下肢装具に切り替えても大丈夫になる場合もあります。長下肢装具はもっと活用されてよいものです。

なお、「装具や杖に頼っていたら歩けなくなる」という考えもありますが、それはまったくの誤解です。むしろ、装具をつけないで活動が制限されていると廃用症候群の悪循環(第6章)に陥る危険があります。装具や杖を活用して歩行や活動を早く自立させ、悪循環をたちきることのほうがずっと大事です。

適切な装具を使う

しかし現状では、杖はT字杖しか使わない、装具は使わないか、使ってもプラスチック製装具しか用いないということが多いのです。ですが、T字杖をもっとしっかりした四点杖やウォーカーケインに変え、装具をプラスチック製から両側支柱付き短下肢装具あるいは長下肢装具に変更すれば、患者さんの活動が向上する場合が非常に多いのです。
また、脳卒中の患者さんには両側支柱付き短下肢装具が適しているのに、プラスチック製装具ですまされている場合が多いようです。

ところが、炊事、洗濯、掃除などの家事ではしゃがむ姿勢が必要となることが多く、プラスチック製装具で足首が固定されていると、しゃがんだ時、踵が浮いて足先だけで体重を支えることになり非常に不安定になってしまうのです。プラスチック製装具では足首がほとんど固定されていて動かせないからです。

この場合、両側支柱付き装具だと、足継手という足関節にあたる部分が動くので、膝を曲げてしゃがんだ姿勢でも足の裏が全部しっかりと床につき、安定してしゃがむことができます(図5-1参照)。また階段や坂道、砂利道などを歩いてみると、いかにプラスチック装具より両側支柱付き短下肢装具が歩きやすいかがすぐわかります。

要するに、これまでは訓練室の平らなところでしか歩行訓練をしていなかったので、プラスチック装具やT字杖の問題点に気づかないでいた場合が多かったのです。

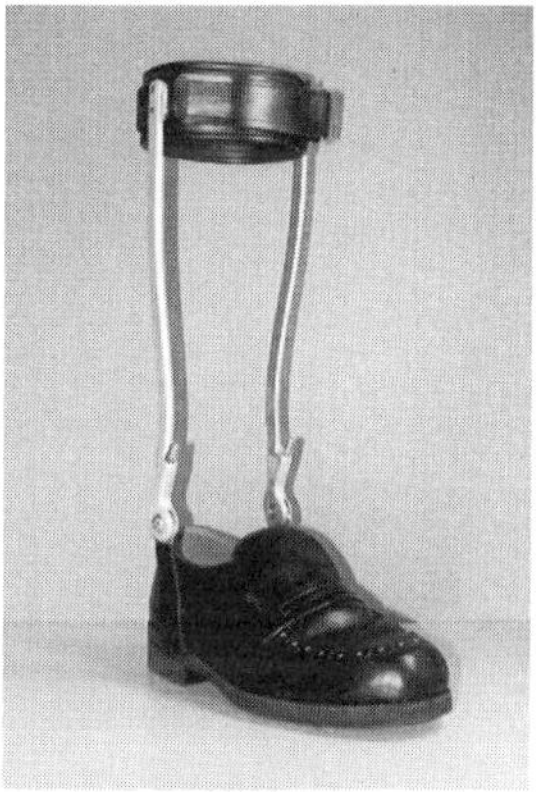

短下肢装具

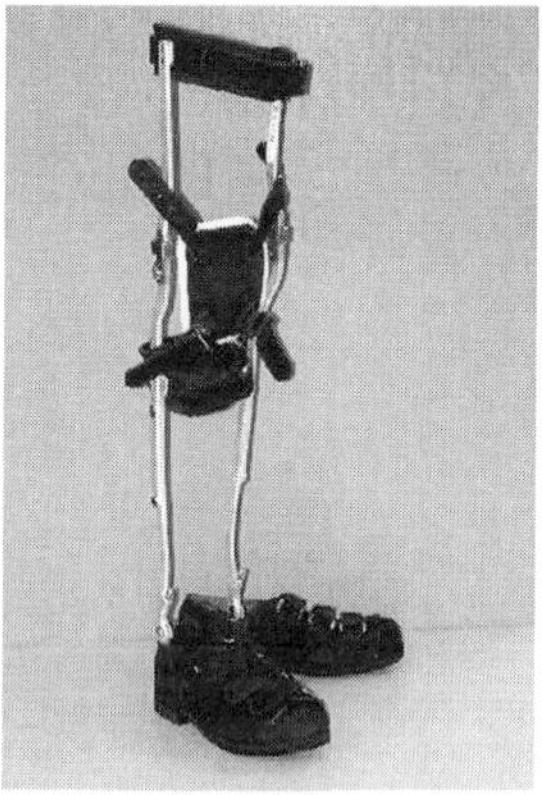

長下肢装具

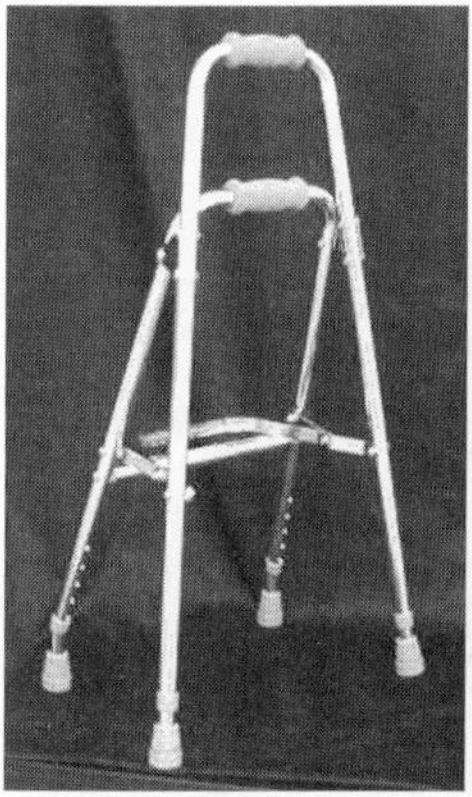

ウォーカーケイン

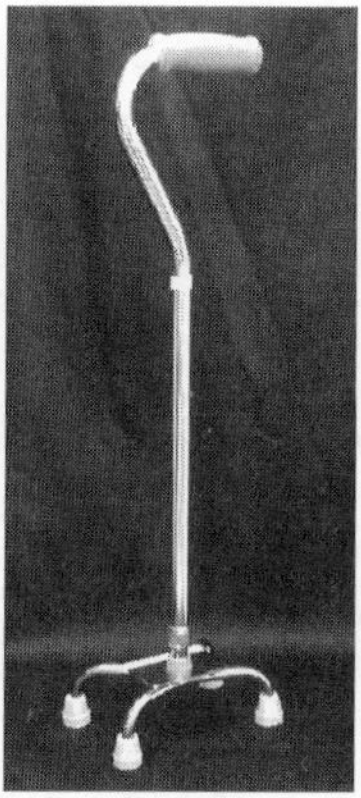

四点杖

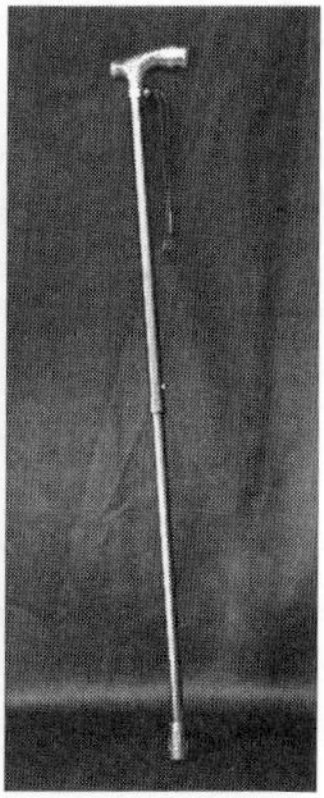

T字杖

図5-1　リハビリテーションで用いる代表的な装具と歩行補助具

装具や杖は使いこなし方が大事

装具や杖は非常に有効な用具ですが、単に物がありさえすれば効果を発揮するというものではありません。要は使いこなし方なのです。

たとえば、長下肢装具は模擬動作の訓練に使えるだけで実生活の「している活動」には使えないとか、ウォーカーケインや四点杖は屋外では使えないという考え方があるようです。しかしこれらはすべて、本当にこれらを実生活で使いこなす活動向上訓練が行われていないからにすぎません。

なお装具は、患者さんの足に合わせて個別に作るので、仮合わせ(洋服の仮縫いにあたるもの)を入れて製作に一〜二週間かかります。その間は、病院に訓練用の装具を備えることがリハビリテーション関係の施設基準として定められているので、それを使うようにしてください。この装具を作る費用は健康保険から出ます。

壁や調理台にもたれることで立位が安定

実用歩行自立のためには、立位での活動向上訓練をもっと重視すべきです。

プロローグで紹介した山本さんの炊事の練習の進め方を例にとってお話ししましょう。彼女は左半身まひなので右手は使えます。それで、いつもは体を支えるのに必要なウォーカーケインから右手を離し、離した右手だけで炊事の仕方を練習するのですが、これにはコツがいります。

実は半身まひの患者さんは、歩くことよりも、立って動作をすることのほうが難しいのです。だからこそ、歩行が安定してから開始するのではなく、早く開始することが効果的なのです。

炊事では、包丁を使うとか、フライパンでいためるとか、中身の入った重い鍋を動かす、お湯が一杯入ったやかんをもち上げるなど、いろいろな動作をしますね。これは全身のバランスを崩しがちなのに、手は体を支えることには使えないのですから、そこをどうするかです。

そのコツは言ってしまえば簡単で、「もたれる」ということです。ふつうよりも体を調理台に近づけて、お腹の下のほうの腰のところ(普通はまひのない側を前にして)を調理台につけてもたれるのです。

こうするだけで、杖から手を離しても体はとても安定します。流しの中の物を取ったり皿・小鉢を洗ったりする時は前かがみになる必要がありますが、その時は、よいほうの膝(山本さんの場合は右膝)を軽く曲げて流しの扉に押しつけるようにすると一層安定がよくなります。

このような、もたれることは車いす用に作られた調理台ではかえってできません。車いす用のは低すぎてひどく前かがみになるし、車いすが入るように調理台の下があいているので、膝をついて体を支えることができないのです。

バリアフリーの代表のように言われている車いす用の設備が、実はやっと歩けるくらいの人にとっては、それ自体が大変なバリア(障害物)になってしまうのです。

ここでちょっと手前みそを言わしていただくと、このように患者さんがもたれるのに一番よい足の位置を指導することが、実はリハビリテーション専門家の技術なのです。足の位置がわずか五センチ、足の開きの角度がほんの二〇度違っただけで、何もしないでも立っていることさえできなくなります。簡単にみえることでも、実際はこのように高い技術を要することなのです。

このような活動向上訓練で、車いす生活か、歩いて立っての生活・人生になるかが決まるとも言えるのです。

もたれて行う時の活動の注意

このようにもたれて立って、洗面や調理をするためには、今述べた足の位置や腰をつける位置などのほかに、注意すべきことがたくさんあります。

たとえば洗面ですが、これは立位姿勢での活動として最初に開始することが多い練習です。第3章で紹介した江島さんの場合ですが、彼女が歯みがきを練習していた最中に、床に落ちた歯ブラシを拾おうとしてしゃがみこんだ時、尻もちをついたということが起こりました。

この原因を検討してみると、まず歯ブラシを洗面台におく位置を正しく指導していなかったので落ちたのであり、また床に物を落とすことは当然予測されることなのに、その場合にどうすべきか(安全な拾い方と、どういう場合に人に頼むべきかなど)をきちんと指導していなかったことがわかりました。

このようにきめ細かい指導があってはじめて実用歩行は自立するのです。正しい指導をきちんとしないで、転倒したのを「まだバランスが悪い」とか「歩行を早く許可しすぎた」などと言っている場合もあるようですが、それは大きな誤りです。

伝い歩きも大事——患者さんの生活から学ぶ

自宅生活で実用歩行を自立するには、もたれることや、伝い歩きは非常に効果的なやり方です。これらの大事さに気づいた一つのきっかけは、入院中に診ていた患者さんの自宅での生活や、外出先での様子をみせてもらったことです。約二年間、私はほぼ毎週土曜日の午後に、自分の勉強をかねて、作業療法士や理学療法士と一緒にたくさんの退院患者さんの自宅にうかがいました。

その頃には、生活の場での練習時の活動能力（「できる活動」）と、実生活での実行状況（「している活動」）はまったく別物だと気づいていましたが、患者さんを訪問してみると、入院中から自宅での実行状況をもっとよく想定しておくべきであったと反省させられることばかりでした。

たとえば、家の中では四点杖あるいはウォーカーケインで歩行するようにと指導していた患者さんで、実際はテーブルや壁や家具の伝い歩きをしている人が何人もいました。杖を使うと手に何も持てないのが困るので、結局、患者さんが自分で工夫して肩や背中を壁にもたれさせたり、家具に腰をもたれさせたりの伝い歩きで家の中を自由に動けるようになったというのです。

また自宅に手すりをつけるように指導されたので一度はつけたものの、使わないし、むしろ邪魔になるので取り外してしまったという患者さんもいました。その方の自宅に行ってみると柱に手の跡がくっきりとついています。最初は手すりを使っていたけれど、柱そのものにつかまったほうが安定しているし、手すりがないほうが部屋の見た目もいいしと患者さんは言うのです。

要するに、それまで私が考えていた患者さんの生活は、まだまだ生活の実態に則してはいなかったのです。退院後の生活を考えていたつもりだっただけに、これはかなりのショックでした。しかしそれが私の新しいリハビリテーション・プログラム作りの原動力になりました。

3　車いす偏重の害を考える

「つくられた歩行不能」

プロローグで述べたように、「車いす偏重からの脱却」が、これからのリハビリテーションや介護の質を向上させる大きな突破口になると私は考えています。今は車いすが安易に使われすぎるようになって、逆に歩行自立の妨げになっているといってもよいと思います。

実用歩行訓練をはじめとする活動向上訓練が不十分なために、本来なら歩けるはずの人を歩けないままにとどめてしまう、それどころか現に歩いている人まで「危ないから」と車いすに乗せられて、その結果歩けなくなる、という「つくられた歩行不能」とでもいうべき状態になっているのです。

実は現在のリハビリテーションでも一般医療でも、訓練室ではかなり歩けるのに、病棟の実生活では車いすを使っているという患者さんがたくさんいます。歩行が自立していても、「危ないから車いすを使いなさい」とされている場合が非常に多いのです。そしてその状況は当然だ、あるいは仕方がないと思われている傾向があります。

全国の病院の約一万六〇〇〇人のリハビリテーションを行っている入院患者さんの調査結果では、たとえば脳卒中の患者さん(五二〇七名)で、訓練室では独立して歩行できるのに病棟の歩行は自立していない人のうち、介護してもらって歩いている人はわずか一五・一%でした。

訓練室で歩行が独立している人ならば、病棟で看護師や介護職の人が一緒について歩き、危ないところは注意したり手をかしたりすれば、ほとんどの人が歩けるはずなのです。

「つくられた歩行不能」のタイプ

「つくられた歩行不能」にはいくつかのタイプがあります。

第一のタイプは、内科的な病気や外科的な手術(眼や耳の手術などのごく簡単なもののことも多い)の後の安静のとりすぎで「廃用症候群の悪循環」(第6章)に陥って歩行が不安定になった場合です。

これには腰痛や膝関節の痛みなどで次第に歩行量が減り、結局、歩行が不安定になって「危ないので車いす」になったような場合を含めることもできます。これは本当に腰痛や関節炎が悪くなったというよりは、やはり「廃用症候群の悪循環」が加わった場合が多いからです。

第二のタイプは、まさに「つくられた」と言えるものです。つまり、自宅では伝い歩きで安定していた人でも、何らかの理由で病院やデイケア、デイ・サービスなどの施設に行くようになったことがきっかけで車いすになり、そのために歩けなくなってしまう場合で、このタイプは意外に多いのです。

自宅は狭いので、要所要所にもたれたり、つかまったりして歩くことが自然にできますが、病院や施設は広いので、「ころぶと危ないから」と車いすにされ、そのため歩くことがどんどん難しくなってしまうのです。

そういう場合には、安定した四点杖やシルバーカー（一四二ページ図6-1参照）を使うことで、病院やデイケア施設の中でも安全に歩くことが可能になることはよくあるのですが、そういう配慮や活動向上訓練が十分でないことが多いようです。

「つくられた歩行不能」の第三のタイプは、脳卒中などで、本来は歩行自立するはずなのに、「とりあえず」車いす生活となったために、その状態にとどまってしまった患者さんたちです。これは実用歩行訓練が不十分なことによって「つくられた」のです。

車いす偏重は生活・人生を制約

そのように病院・施設で車いすを使っている患者さんの中には、そのまま「自宅でも車いすを使いなさい」ということで退院になってしまい、生活・人生が大きく制約されている人が少なからずみられます。「何しろ専門家の言うことだから」とあきらめて従ってしまう患者さんも多いのではないかと心配です。

もちろん「車いす偏重からの脱却」とは、一律に車いすをとりあげるとか、転倒の危険があるのに、とにかく歩かせるといったことでは決してありません。単に「歩け、歩け」

と言っているのでもありません。

ちゃんとした活動向上訓練をすれば歩行や立位での活動が自立するはずなのに、車いす生活にとどまってしまう人が多いことが残念なのです。

車いすで自立しても寝たきり化は防げない

病気の後、いつまでも寝ていないで早期に離床して車いすに座ることは、確かに寝たきり化を予防する出発点ではあります。昔のように「寝かせきり」にしていた時代には、車いすにも「自立への第一歩」としての大きな意味がありました。

ただ、現在のように車いすが「偏重」というべき状態になった一つの原因として、「車いすに座りさえすれば寝たきりは防げる」という考えがあるのではないかと私は思っています。しかしこれは第一歩にとどまって、それ以上進もうとしていないことにほかなりません。確かに、車いすに座ることは寝ているよりはよいとはいえますが、そこにとどまっていることによるマイナス面も少なくありません。

私たちのこれまでの研究で、少なくとも高齢者では、車いす生活にとどまっている限り、リハビリテーションを行っていても、「廃用症候群の悪循環」の進行を防ぐことができないことがわかっています。

介護の手間や転倒は増えない

なお、このような車いす偏重から脱却するリハビリテーションについては、「介護の手間が増えるのでは?」とか「転倒が多くなるのでは?」との心配が関係者の間にあるようです。

しかし介護の手間については私たちの研究で、「している活動」としての歩行自立までに要する延べ介護時間は、車いす自立を経た場合よりもかえって少なくてすむことが明らかになっています。さらに、介護者が前屈姿勢をとることや患者さんを抱きかかえてする介護が少なくなるためか、介護者の腰痛や肩痛の発生が少なくなることもわかっています。

また転倒に関しては、きめ細かい活動向上訓練が不十分なことから生じている場合がほとんどであることが判明しています。前節に述べた、洗面台から落ちた物を拾おうとして転んだというのは、その典型的な例です。

車いす優先でない設備を

車いす偏重を脱却するもう一つの突破口は、病院・施設の環境をどう変えていくかということです。第3章以降で述べてきたように、病棟・居室棟は「できる活動」「している活動」の二つへの働きかけをする活動向上訓練の場です。ですから、病棟・居室棟の環境もそのような観点から見直す必要があります。

残念ながら、現状では病院や介護関係の施設には、「車いす用の設備が多いのがよい病院・施設」とでもいう傾向があり、新しい建物ほどそれが極端になって、ほとんど車いす用だけになっている場合も出てきました。

現在「バリアフリー」ということが叫ばれていますが、それは車いすにとっては「バリアフリー」でも、やっと歩けて立って活動を行えるような人には、かえって「バリア」となる場合が多いことに注意が必要です。

これも私たちの研究ですが、車いす用の洗面台では立位姿勢の洗面ができなくても、ふつうの洗面台ではできる患者さんがたくさんいます。車いす生活だけを前提とした設計・設備ではなく、歩行による「活動」向上に適した環境という観点が望まれます。

主婦として復帰するために重要な炊事訓練でも、家では立って炊事するのだから、はじめからそうすべきですが、車いす用の調理台しかなければ非常に難しくなります。必ずふつうの調理台を備えるべきです。

家具は一種の杖――まず配置換えを

自宅内を歩くことや立って行う活動が不安定になると、すぐに手すりをつけたり車いすを使うための住宅改修を考えるという傾向がありますが、それは望ましいことではありません。

日本の家屋では壁や家具を伝わっての伝い歩きやもたれ姿勢が非常に効果的です。自宅内を杖をついて歩くことは、一般的な日本家屋では必要なく、むしろ安全な伝い歩きを練習し、伝い歩き用に家具を配置換えするほうがずっと効果的です。

歩いたり立って活動したりする際に、不安定になった時には壁や家具にもたれて姿勢を立て直すことができるので、壁や家具は一種の杖(歩行補助具)として考えることができます。

ですから家具の配置換えは、一見手軽なようですが非常に役に立つことです。家具の引き出しのちょっとしたへこみやでっぱりに指をかけて、うまく利用することも効果的です。

もたれ姿勢は、洗面台や調理台にもたれることだけでなく、家具や壁にもたれての着替えなど応用範囲は非常に広いものです。またテーブルにもたれながら移動してテーブルの拭き掃除をしたり、掃除機のノズルを杖がわりにするなど、杖の代わりに活用できるものはたくさんあります。

自己決定権の尊重

もう一つ、車いす偏重からの脱却がリハビリテーションや介護の現状を変える突破口になると思うのは、実はこれが患者・利用者(介護保険ではこういいます)の自己決定権の尊重ということと結びついているからです。

患者・利用者の自己決定権ということは広く認められています。「インフォームド・コンセント」(十分説明をうけた上での治療方針への同意)ということが、医療の基本原則だということは世界でも日本でも認められています。

車いす偏重からの脱却の場合でいえば、なぜ車いすを使うのか、いつまで使うのか、ほかのやり方はないのかという説明が患者さん本人と家族に十分なされたのか、それをよく聞いた上で納得してそれに同意したのかということです。

徐々に足腰が弱くなってきた人や、訓練室だけでなく実生活でも歩けるはずの人に車いすを使う場合、また家では歩いているのに病院やデイケアでは広くて危ないからと車いすにする場合に、いろいろな理屈をつけていることがあります。たとえば「安全第一」ということですが、これはこれまでも述べたように正しい活動向上訓練をすれば転倒は防げる場合が多いのです。

また歩行やトイレでの用足しまで介護するより、一人で車いすで生活が自立したほうが患者さんの尊厳を重んじることになるという理由づけがされることもあります。しかし「尊厳」は自己決定権にもとづいていることが基本ですから、患者さん本人や家族に十分説明し、同意してもらった上でのものでなければなりません。

しかし現実には、十分な説明や同意なしに専門家だけの思い込みで決めていることが多いようです。ですから患者さんとご家族は、実生活での車いす使用の必要性について十分に質問し、ほかの方法がないのかをよく考えてから、同意するようにしてください。

別の理由として「介護の手が足りないから」という施設もあるようですが、私自身の経験では、そのような場合に患者さんのご家族にきちんと説明すると、「限られた期間さえ介護すれば歩けるようになるのなら毎日きて介護します」と言ってくれるご家族はたくさんいます。

車いす生活者について

病気やケガの性質上、車いすを不可欠とする人々がいることはいうまでもありません。このような人々にとって、車いすは、まさに自立のためのかけがえのない手段ですから、車いすの意義を批判するつもりはまったくありません。ただ、このような車いす生活者のために、生活・人生の一層の向上をめざした「活動」向上技術を進歩させることが専門家の今後の課題と考えます。

第6章

廃用症候群の悪循環

1　風邪で歩けなくなった？

風邪で寝込んだら

「寝たきり」という言葉は一般的になりましたが、それは高齢者や重病の人のことで自分には関係ないと思っている人が多いのではないでしょうか。しかしそうした人でも、病気になったら安静に寝ているのが大事だと考えるのではないでしょうか。

ところが、これが「寝たきり」の人をつくったり、歩けるはずの人を歩けないままにしてしまったり、生き生きとした生活を送れるはずの人の人生を、非常に狭い範囲にとどめてしまったりする「廃用症候群《はいようしょうこうぐん》」のきっかけになるのです。廃用症候群は最近知られるようになってきた言葉ですが、意外に身近なところにも起こっているのです。具体的な例を見てみましょう。

畑山さん(仮名)は八〇歳の女性です。もともと右の膝が変形性膝関節症で、長く歩くことがだんだんつらくなり、階段の上り下りもおっくうになったので、外に出ても歩くのは自宅のごく近くだけでした。年だし膝も痛いのだから仕方がないと思っていました。周囲の人からは「杖を使ったら」といわれるのですが、「みっともない」と使いません。介護保険の要介護認定は受けていましたが、特にサービスは受けていませんでした。

ある冬、畑山さんはひどい風邪をひいて二週間ほど寝込んでしまいました。やっとよくなって起き上がろうとすると目が回り、立って歩くとふらつくので「まだ風邪が治っていない」と思い、また寝ていました。

そうこうしているうちに、足腰が弱くなって、五週間後にはトイレに行くのにも家具や壁につかまらないと歩けなくなってしまいました。その上、少しぼけてきたようです。

デイケアに通ったが……

心配した家族は、介護支援専門員(ケアマネージャー)に、もっとしっかり歩けるようにならないかと相談しました。ケアマネージャーは、畑山さんが歩けなくなってきたのは風邪をきっかけとした廃用症候群で、足の筋力が落ちてきたのが原因と考えて、通所リハビリテーション(デイケア)に通って訓練することを勧めました。

畑山さんが通ったデイケアは、ちょっとした体育館のような広い場所です。転ぶといけないから車いすを使いましょうということで、畑山さんは車いすのこぎ方を教えてもらいました。

送迎バスから降りるとすぐに車いすに乗り、歩くのは、訓練室でT字杖を使ったり手放しで歩く訓練をする時だけです。そして足の筋肉の力が落ちているのが原因だからということで、機械を使って筋力を強くする訓練をしていました。

ところが、通いはじめて一ヵ月たっても自宅では元のように歩けません。むしろ歩くのがますます不安定になってきて、ぼけの症状も進んできたようです。久しぶりにたずねてきた長女はその状態をみて驚き、「せっかく通っているのに、だんだん悪くなっているのはおかしいじゃないの。ちゃんと家でのことを伝えているの?」ということで、畑山さんと一緒に行ってデイケアの人たちと相談しました。

生活全体の活動性を高めると

その結果、自宅での生活でどのようなことに困っているのか、そして将来どのような生活を送るのかをもう一度よく考えて、リハビリテーションの方針を立てようということになりました。

ちょうど、個別リハビリテーションという介護保険のサービスがはじまったころで、デイケアの側でも自宅での患者さんの生活・人生を考えなければいけない、という気運が出てきていたところでもありました。

畑山さんの自宅での生活とデイケアの場の両方を調べると、次のようなことがわかりました。

まず、一日に歩く量が風邪をひく前と比べると非常に少なくなっています。歩くのが不自由になったことがデイケアに通う一番の理由でしたが、デイケアでは畑山さんがちゃんと歩くのは訓練の時だけで、しかもその歩く量は自宅に一日いる時よりも少ないくらいです。自宅で過ごす日はトイレや食事の時などに自分で伝い歩きをするので、デイケアで訓練する日より歩く量は多いのです。

一方、デイケアのほうが良い点もありました。家にいると昼間でもつい横になって過ごしがちですが、デイケアでは最低限いすに座って上半身を起こしているからです。

そこで、デイケアの人たちと一緒に考えて、リハビリテーションの方針を二つ立てました。

一つは畑山さんが歩けるようになるための方針で、まず自宅内では現在のように伝い歩きを続け、そして外出ができるようにシルバーカー(図6-1)を使う練習をはじめました。また広いデイケアの中でも車いすを使わずに歩いて移動できるように、シルバーカーを使うようにしました。

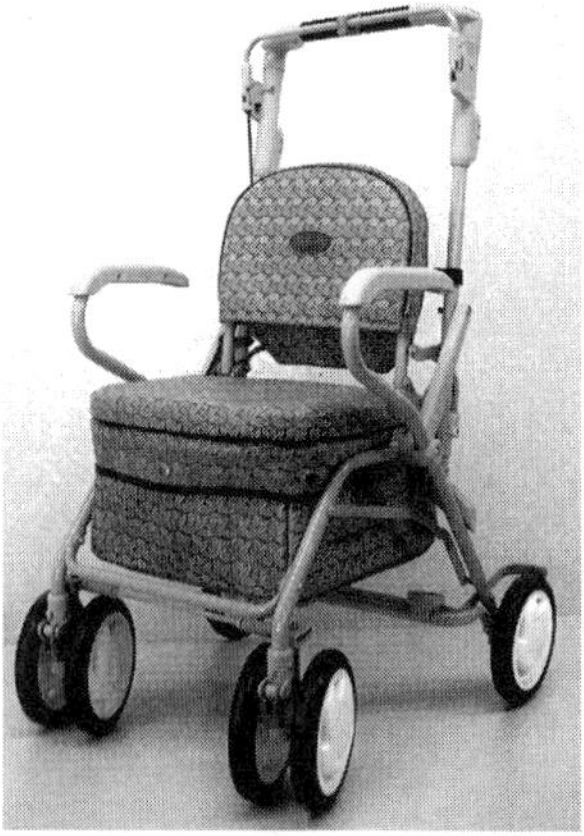
図6-1　シルバーカー

シルバーカーというのは手押し車のようなもので、杖の代わりにもなり、物を運べるし、疲れたら腰掛けて休むこともできるという便利なものです。シルバーカーは屋外で使うものという思い込みがあって、デイケアの中では使われていなかったのです。

それを使うと、付き添っていれば広いデイケアの中も一人で歩けることがわかり、畑山さんは車いすを使わなくなり、三週間後には一人で外もシルバーカーで歩けるようになりました。

もう一つの方針は、日中の活動性を高めることで、そのためにまず昼間は横にならないようにし、これまで敷きっぱなしだった布団を朝起きたらたたんでしまうことにしました。次に、家庭での一日の仕事量を増やすことにしました。最近は長く立っていると膝が痛むので食事はお嫁さんに作ってもらっていたのですが、デイケアで高めのいすに腰掛けて炊事をする練習をして、自宅の台所にもいすを置き、そこに腰掛けて畑山さんが自分で朝と昼の食事を作ることにしました。また、畑山さんは自宅の庭で植物を育てるのが好きでしたので、デイケアの中にある庭で花を育てることをはじめました。

こうしたことをはじめると、畑山さんの毎日の生活は活発になっていって、動作もしっかりし、だんだんとぼけの症状も軽くなっていきました。そして一ヵ月もすると、シルバーカーで買い物やかなり遠くの友人の家に行くことができるようになったのです。

2　廃用症候群とは何か

年だから仕方がない？

畑山さんのような例は決してめずらしくなく、むしろよく聞く話です。お年寄りは病気がなくてもだんだんと足腰が弱くなるものだし、まして病気になれば足腰はもっと弱くなり、ぼけるのも仕方がないと思われているようです。

しかし、はたしてそうでしょうか？　実はこれらは仕方のないことではなく、防げる場合が多いのです。

畑山さんは風邪をひいたために安静をとり、それによって「廃用症候群」が生じ、そのあと廃用症候群が原因となり結果となって、ますます悪くなる「廃用症候群の悪循環」に入りこんでいたのです。それが、リハビリテーションの方針が変わったことにより「悪循環」から脱却して「良循環」になり、その結果、発症以前よりも状態は良くなったのです。

実は畑山さんは風邪をひく前から、すでに変形性膝関節症の痛みのために歩く量が減り、家事をしないなど生活が不活発になっていました。そのため、廃用症候群の悪循環がすでにはじまっていて、風邪をきっかけにそれが加速されたのでした。

皆さんには「廃用症候群の悪循環」という言葉は耳慣れないかもしれませんが、実はこれは次のような意味で大事なのです。

一つは「年だから仕方がない」と思われていることが、実は廃用症候群の悪循環による可能性が大きいということです。

二つめは「寝たきり」ということです。もちろん病気が重いために寝たきりになった患者さんもいますが、実はこの廃用症候群の悪循環を作ってしまったための「つくられた寝たきり」が多いのです。また「寝たきり予備軍」として、畑山さんのような、本来歩けるはずの人が歩けなくなっていく「つくられた歩行不能」とでもいうべき車いす生活の人も非常にたくさんいます。

三つめは、廃用症候群の悪循環は生活・人生をも巻き込むということです。寝たきりではいかなくても、本当はもっと生きがいのある生活・人生を送れるはずの人たちが、廃用症候群の悪循環のために生きがいを見いだせないままの状態に置かれていることもしばしば起こっています。

廃用症候群の悪循環の予防、そして起こってしまった場合の改善が、高齢化社会にとっていかに大きな課題であるかがおわかりいただけるでしょう。

そこで、廃用症候群とは何かということです。

廃用症候群の症状は一つではない

「廃用」とは、簡単にいえば「使わない」ということです。廃用症候群とは、体を使わないことによって脳を含め全身のあらゆる器官の働きが低下することです。病気の時の安静の取りすぎだけでなく、生活が不活発であることからも廃用症候群は起こります。

廃用症候群の症状は一つではなく、非常に多くのものがあります（一四九ページ図6-2）。畑山さんの足腰が弱くなったのは、手足の筋肉の力が落ちた（廃用性筋萎縮、筋力低下）ためです。

立ち上がると目が回ってふらつくというのは「起立性低血圧」といって血圧の調整機能が落ちてきたための立ちくらみで、これも廃用症候群の症状の一つです。

血液には重さがあるため、立てば足のほうにたまり、頭のほうに行きにくくなるのは自然の法則です。人間が立ったり歩いたりしていられるのは、実は「姿勢血圧調節反応」という自律神経の巧妙な働きで、立った姿勢では下半身の血管が収縮して血液を下半身に行きにくくし、その分、上半身、特に頭に血液が行きやすいようにしているためです。

ところが、この自律神経の働きもたえず使っていないと弱くなってきます。横に寝ている状態は頭と心臓と足とがほぼ同じ高さなので、姿勢血圧調節反応の必要がありません。このため、長く寝ていると姿勢血圧調節反応が弱り、その状態で急に立つと、血液が足のほうに行ってしまい、頭に行く血液が少なくなって強い立ちくらみが起こります。これが起立性低血圧です。

ですから、立ちくらみがあるからまだ病気が治っていない、だから安静をとらなければというふうに考えたのでは、ますます悪くなるわけです。

畑山さんが、ぼけてきたというのも廃用症候群です。実は本当にぼけたのではなくて、寝ていることが多いため感覚的にも知的にも刺激が少なくなったことで、一見ぼけたような症状が起きたのです。精神的に、うつ状態になることもあり、それがぼけのように見えることもあります。

このほかにも、手足を長く動かさないでいると関節が固まって動かしにくくなること(拘縮《こうしゅく》)がありますが、これは関節のまわりの結合組織が弾力性を失うからです。また、歩く量が減ると骨への刺激が少なくなり、全身の骨まで弱くなります(廃用性骨萎縮)。骨はたえず作られたり破壊されたりしていますが、骨を作る働きを活発に保つにはカルシウムやビタミンDのほかに、骨が体の重さを受けたり筋肉に引っ張られたりする機械的な刺激が必要なのです。

ちなみに、宇宙空間では重さがないので、宇宙飛行士がどんなに活動していようと姿勢血圧調節反応はまったく必要なく、長い宇宙飛行の後では起立性低血圧が起こります。また無重力状態では骨にとって必要な機械的刺激がなくなるので、カルシウムがどんどん尿中に失われ骨が弱くもろくなるほか、大きな力を必要としないので筋肉も廃用性萎縮に陥ります。

局所性	全身性	精神・神経性
・関節拘縮 ・廃用性筋萎縮《きんいしゅく》 　筋力低下 　筋持久性低下 ・廃用性骨萎縮 　→高カルシウム尿 　→尿路結石 ・皮膚萎縮（短縮） ・褥瘡《じょくそう》 ・静脈血栓症《けっせんしょう》 　→肺塞栓《そくせん》症	・心肺機能低下 　一回心拍出量減少 　頻脈《ひんみゃく》 　肺活量減少 　最大換気量減少 ・起立性低血圧 ・易疲労性 ・消化器機能低下 　食欲不振 　便秘 ・利尿・血液量減少 （脱水）	・知的活動低下 ・うつ傾向 ・自律神経不安定 ・姿勢・運動調節 機能低下

図6-2　廃用症候群の症候

　アメリカ航空宇宙局（NASA）が宇宙飛行中の飛行士にトレーニングを義務づけているのは、このような廃用症候を防ぐためです。

　こうした廃用症候群にふくまれる「廃用症候」は、大きく分けて体の一部分の機能低下（局所性）、全身的な機能低下（全身性）、精神神経の機能低下（精神・神経性）の三つがあります（図6－2）。

　これらの症候は一見バラバラで無関係のように見えますが、実は一つだけでなく多数のものが多かれ少なかれ同時に起こってきます。したがって廃用症候群を改善しようと思う時は、個々の廃用症候をバラバラにとらえるのではなく、全体として広くとらえることが必要です。

先の例でいえば、畑山さんの筋力低下に対しては筋力増強訓練を行いましたが、その他の廃用症候への働きかけはなされていなかったのです。なによりも廃用症候群の原因である「生活の不活発」に対しては何の手も打たれず、その進行をストップできていませんでした。そのため廃用症候群の悪循環は進行していったのです。

廃用症候群は高齢者に起こりやすく、いったん起こすと若い人より回復が困難で、回復のためには質の高いリハビリテーションが必要になります。

悪循環の中心は生活の不活発化

さて、廃用症候群はいったん起こると、はじめは軽くても「悪循環」を起こして、どんどん進んでいきます。

廃用症候群自体は図6-2に示したような心身機能(体や頭脳の働き)への悪影響ですが、悪循環に陥るとそれにとどまらず、生命(身体)・生活・人生という「生活機能」(第7章参照)全体に悪影響を及ぼすようになります。

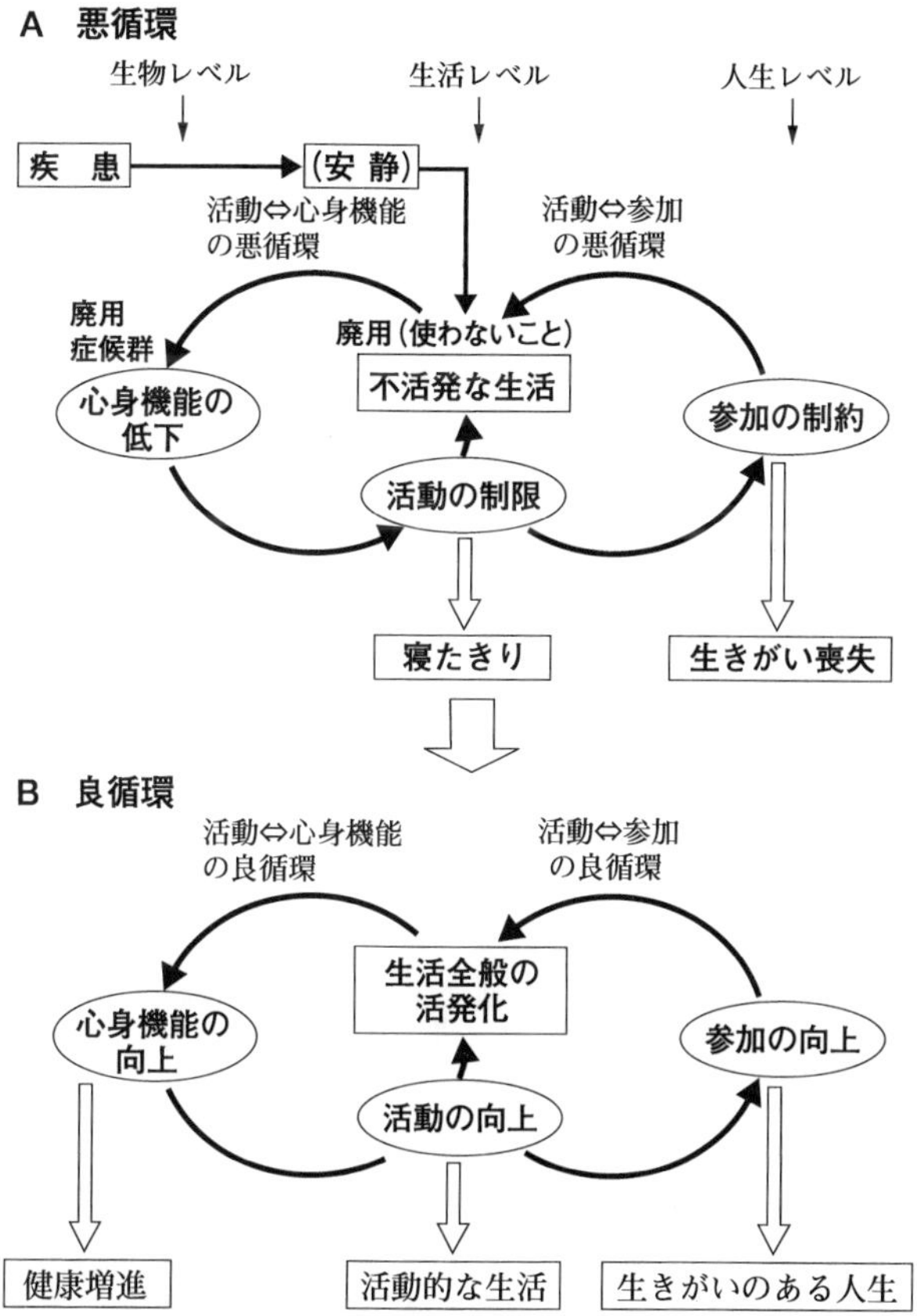
A　悪循環
生物レベル
生活レベル
人生レベル
疾　患
(安　静)
活動⇔心身機能
の悪循環
活動⇔参加
の悪循環
廃用
症候群
廃用(使わないこと)
不活発な生活
心身機能の
低下
参加の制約
活動の制限
寝たきり
生きがい喪失
B　良循環
活動⇔心身機能
の良循環
活動⇔参加
の良循環
生活全般の
活発化
心身機能の
向上
参加の向上
活動の向上
健康増進
活動的な生活
生きがいのある人生

図6-3　廃用症候群の悪循環と良循環

廃用症候群の悪循環は前ページの図6-3のAのように、左右二つの環からなり、生物(身体)・生活・人生の三つのレベルにまたがって互いに深く関係しており、悪循環はこれら三つのレベルのどれからでも起こります。

この悪循環の中心になるのが「生活の不活発さ」で、具体的には「活動」の実行状況(「している活動」、第3章参照)の質的な低下と量的な低下があります。

「している活動」の質的な低下とは、体の機能をそれほど必要としない活動のやり方をするということであり、量的な低下とは一日の中で、ある活動を行う回数や時間、歩行の場合なら距離や歩数などが少なくなることです。移動を例にとれば、それを歩行ではなく、車いすで移動することは質的な低下です。同じ車いすでも自分でこぐのではなく、人に押してもらうのであればさらに質的に低くなってしまいます。

この生活の不活発さの原因として大きいのが病気の時の安静で、風邪のように、それ自体は重症でない病気でも、安静のとりすぎが悪循環のきっかけになるのです。これは横になるということだけでなく、「無理をしないように」と考えて、動くことをひかえることによっても起こります。

ですから、骨折や肺炎や手術のように急に起きた場合だけでなく、慢性の心臓や肺や腎臓の病気などでも同じことが徐々に起こります。

畑山さんのように膝の痛みといった病気の症状のために階段をのぼるのがおっくうになり家事もしなくなる、というようなかたちで徐々に起こってくることも多いものです。

私たちは、介護保険の要介護認定で軽い要介護度で、原因が加齢による衰弱や高血圧や変形性関節症等などと記載されていた方に詳しく経過を聞く調査をしました。すると、実はこれらの病気が要介護状態の直接の原因となったのではなく、これらの病気のために大事をとったり、生活が不活発で悪循環を起こして介護が必要な状態になった人がほとんどでした。


「活動と心身機能の悪循環」


では図6-3Aの左の「活動⇕心身機能の悪循環」を見てみましょう。

悪循環は多くの場合、生活の不活発化による心身機能の廃用からはじまります。

たとえば、これによって廃用症候としての筋力の低下(心身機能の低下)が起こり、そのために歩行が困難になるなど、「している活動」が低下します(活動の制限)。いったんこうなると、それによってますます不活発になり、さらに廃用症候群が悪化します。

筋力低下が進行し、同時に、はじめのうちは軽かった他の心身機能の低下(たとえば心機能の低下、起立性低血圧など)も目立つようになってきます。そのためにますます「している活動」は低下して、生活の不活発化が進行していくことになります。畑山さんに起こったことは、まさにこういう悪循環だったのです。

「活動と参加の悪循環」

図6-3Aの右の「活動⇕参加の悪循環」も重要です。

これは社会的な参加の制約がきっかけになって生活が不活発になり、それが先に述べた図6-3Aの左の悪循環の環を進行させて、「活動の制限」を起こし、それが右の悪循環となって「参加の制約」をますます強くするというものです。

たとえば定年になったが、趣味も仕事以外の友人もないため急に何もすることがなくなり、外出しなくなるというような場合です。家でもすることがないため、寝ころんでテレビを見ていて居眠りをするようになるといったように生活は不活発になっていき、廃用症候群を生じて足腰が弱り疲れやすくなり、それによってますます外出しなくなるといった形の悪循環がはじまります。

これは「参加の制約→活動の制限→心身機能の低下→活動の制限→参加の制約」という、両側の環にまたがる悪循環であり、三つのレベルすべてが悪化していくことになります。

一方、なんらかの「活動の制限」によって、社会的な「参加の制約」が生じたことがきっかけとなる場合もあります。たとえば畑山さんの例のように、歩行能力が低下すると外出しなくなって社会生活は極端に乏しくなり、生活はますます不活発になります。それにより、左の悪循環が進行し、さらに「活動の制限」が進行して右の「参加の制約」も進むという形をとります。

このように廃用症候群の悪循環はどこからはじまろうとも、結局は生命・生活・人生の三つのレベル全体を巻き込んで進んでいくものなのです。その結果、究極的には生活レベルでは「寝たきり」の状態となり、人生レベルでは「生きがい」の喪失《そうしつ》に至ります。

3　廃用症候群の悪循環を良循環へ

悪循環の原因を探る

では、廃用症候群の悪循環を予防したり改善したりするにはどうすればよいでしょうか。その基本は、まず悪循環が起きた原因を探って、悪循環を起こしているメカニズムを明らかにし、次に悪循環の流れを逆転させて「良循環（図6-3のB）」にもっていくことです。

まず生活の不活発化を起こしている原因は何かを、生命・生活・人生のそれぞれのレベルにおいて明らかにすることが大事です。悪循環のメカニズムとしては、図6-3のそれぞれの矢印が示しているような生命（身体）・生活・人生の三つのレベルの間の影響の仕方、つまり因果関係を具体的につかむことが必要です。

悪循環の原因も悪循環を起こすメカニズムも、患者さん一人ひとり異なるので、対策もオーダーメイドなものでなければなりません。このように書くと、医学の専門家でない患者さんや家族の方は廃用症候群の原因やメカニズムの究明など、とてもできないと思われるかもしれません。

しかし思い出していただきたいことは、自分の生活・人生については患者さんや家族の方が専門家であるということです。医療専門家は心身機能の専門家であり、その患者さんの生活・人生についてはかえって素人なのです。ですから、なぜ現在の悪循環が起こったのか、それを良循環に転換するにはどこがキーポイントなのかを正しく見つけだすためには両方の専門家の協力、つまり患者さん側の積極的な姿勢が必要なのです。

原因と悪循環の具体像を明らかにしないまま、一つひとつの廃用症候にバラバラに、対症的にリハビリテーションをしても効果は乏しいのです。

意識的につくる良循環

図6-3のBのように良循環は、悪循環と同様に二つの環からなっています。良循環の

中心は図の中央にある「生活全般の活発化」です。ですから悪循環を良循環へ転換する鍵は、「している活動」の質的・量的向上です。

生活の活発化によって図の左側の「活動⇳心身機能の良循環」が起こります。これによって心身機能が向上し、廃用症候群の改善が起こります。

図6-3Bの右側の「活動⇳参加の良循環」も重要です。つまり、参加が向上すると「している活動」が量的に向上するだけでなく、行う活動の内容が拡大することによる「している活動」の質的向上によって生活全般の活発化が起こり、それが良循環全体を促進します。この参加の向上は、たとえば退職後に趣味の会に入って社会参加をするといったように、参加それ自体に働きかけて実現することもあり、また畑山さんのように、シルバーカーで外を歩けるようになるといった、活動の質的向上の結果として起こることもあります。

この良循環をスムーズに進行させるには、この環の各ステップごとに意識的な取り組みが重要です。つまり自然にそうなるのを待つのではなく、意識的に活動向上を参加の向上に結びつけ、また参加の向上を意識的に生活全般の活発化に結びつけることが大事です。

生活全般を活発化する

悪循環の結果にすぎない特定の心身機能の低下（たとえば畑山さんの場合は筋力低下）を原因と見あやまることはありがちです。心身機能への働きかけだけを重視しても効果は乏しく、悪循環の進行をストップすることはできません。

活動を向上させるのにはまず心身機能の向上をはかることが第一だ、と考えがちです。しかし、廃用症候群の悪循環では非常に多くの心身機能が低下しているので、それら一つひとつに別々に訓練として働きかけるのは事実上不可能です。そして一部の廃用症候を改善しようとしても廃用症候群全体には役立たないということになります。またこのような一部の心身機能に偏《かたよ》った訓練は「やりすぎ」による害（過用症候）の危険もはらんでいます。

ところが生活全般を活発化することは、心身の機能のすべてを活発に使うことであり、「やりすぎ」の害もありません。

このように最も望ましい良循環のあり方は（悪循環からの脱却の第一歩の短期間を除けば）、特別な訓練を行わなくとも通常の生活それ自体が自然に活発な状態に保たれることです。

畑山さんの場合がまさにそうでした。悪循環から良循環への転換の鍵は生活全般の活発化です。そのためには、シルバーカーで戸外を歩く練習、調理の練習という活動向上訓練が効果的でした。

それによって屋外歩行能力が向上し（活動の質的向上）、一人で外出する機会が増えました（活動の量的向上）。そしてその結果、買い物や遠方の友人を訪ねることもできるようになる（参加の向上）というように、毎日の生活全般が自然に活発化し、それが保たれるようになりました。悪循環が断ち切られて良循環に流れが転換したのです。

膝が痛い場合、その原因となる病気自体が治らなくても、シルバーカーを用いたり、膝に負担をかけないで家事やその他の活動をすることで良循環に転換できるのです。

健康とは病気がないことではない

廃用症候群の悪循環を防ぐことは、これからの超高齢社会での私たち一人ひとりの「健康」ということを考える場合にも大事なことです。WHO（世界保健機関）の健康の定義にもあるように、「健康である」とは単に病気がないということではありません。

精神・身体が活気にあふれ、生活（活動）が活発で、人生（参加）の目標をもち、それを実現しているやりがいのある状態を健康というのです。生命・生活・人生全体が輝いている状態といってもよいかもしれません。

しかもこのような状態は、病気や体の不自由（心身機能の低下）があっても相当程度に実現できます。廃用症候群の悪循環の危険をよく知り、それを克服して良循環にもちこむことで、病気や体の不自由があっても、生活と人生は輝いているという状態を作り出すことはできるし、そのお手伝いをするのがリハビリテーションなのです。

安易に車いすに頼らない

廃用症候群の悪循環の予防・改善のためのポイントは、三つあると考えています。一つは、第5章で述べた「車いす偏重からの脱却」です。

患者さんを安静にして「寝かせきり」にしておくと急激な廃用症候群によって本当の「寝たきり」、つまり起きあがれない、座っていられない、歩けないといった状態を起こします。

ですが、車いすを用いて座位をとらせれば「寝かせきり」でない、だから、廃用症候群の予防・改善には、それで十分だと考えられている傾向があります。

しかし私たちの研究でも内外のデータでも、車いすでの生活のみにとどまっていて、日常的に歩行をしなければ、廃用症候群の悪循環の進行をとめることはできません。訓練時のみの歩行では不十分です。

車いすに座っている、だから今は寝たきりではない、というのは「座らせきり」なのです。

安易に車いすに頼るのではなく、早期に、実用歩行と立位姿勢での活動実施(初期は介護しての実施を含む)の活動向上訓練を開始することが、廃用症候群の悪循環から良循環への移行の重要なポイントなのです。

「安静度」ではなく「活動度」の指導を

廃用症候群の悪循環の予防・改善の第二のポイントは一般医学の関与の大事さであり、そのキーワードは「活動度」というものです。

現在、病院では「安静度」といって、入院した患者さんがどういうふうに安静をとるべきかという指導が行われています。しかし、むしろ「活動度」、つまり患者さんが具体的にどの程度動くべきなのかの指導が必要なのです。

少し前に全国調査をすると、安静度については全国の病院で徹底して行われていますが、その一方で、具体的にどう動きなさいという指導は極めて不十分だという実態が明らかになりました。

病状によっては安静が必要なことは確かにあるので、安静の指示は必要です。しかし、私自身が内科研修をしていた時を振り返っても指示しっぱなしで、その後、安静の必要がなくなった時にどう活動性を上げていくかについては「なるべく動きましょう」とか「もう安静をとらなくていいですよ」というふうに、漠然としたことだけで終わっていたと反省しています。

ですから安静が必要な場合でも、「活動度」としては、①安静が必要な理由、②どういう状況になるまで安静が必要か(それが終われば不要となる)、③同時にその間でも「この程度は動いてよい、むしろ動きなさい」、との指導が必要です。

現在は高齢化にともなって、肺や心臓その他の慢性の病気が非常に増えています。こういう病気の時に「病気になれば安静」と思い、安静をとりすぎることも大きな問題です。こういう場合も「活動度」の指導が必要です。一般医療の場での「このように活動しなさい」という活動度の指示がますます大事になっているのではないでしょうか。

皆さんも病気になったら安静と思い込まずに、このような観点から医師に相談していただければと思います。

「お大事に」という言葉

三つめのポイントは一般の人々の理解です。その鍵になるのは「お大事に」という言葉です。

それについて、リハビリテーションで非常に印象に残っていることがあるので、ここでお話をしておきましょう。

リハビリテーションの専門医研修をはじめて、一番最初に患者さんの診察を見学した時のこと、診察が終わって部屋を出ていく患者さんに、私は「お大事に」と言ったのです。

すると、診察をしていた恩師の上田敏先生は、「今どういうつもりで、『お大事に』と言ったのですか?」と質問されるのです。

返事に困りました。単なる挨拶として「お大事に」と言っただけだったからです。すると上田先生は「リハビリテーションでは『お大事に』は禁句だと僕は思っているんですよ。僕は絶対に使いません」とおっしゃいました。

後で考えてみると、医師が「お大事に」と言うと、患者さんの側では「大事をとって動かないでください」というふうに受け取ってしまう可能性が少なくありません。リハビリテーションの患者さんの多くは活動の制限のある方で、もともと廃用症候群の悪循環になりやすいのです。だから意識的に生活の活動性を上げるというのが大事なことなので、「お大事に」はやはり禁句でした。

反省して、それからは私も患者さんに「お大事に」を使わないことにしました。一人ひとりの患者さんに適した言葉を見つけるのは難しいのですが、今は基本的に、次回の診察の時までの目標を確認し合うように、「また今度○○日にお会いしましょう」とか、「○○ができるようになっているのを楽しみにして」とか「お元気で」などと言うようにしています。

皆さんも面会に行って、患者さんに「お大事に」と言う前に、ちょっと考えてみてはいかがでしょうか。

第7章

「本当にやりたいこと」を見つける

1 隠れている希望を探る

「何をしたいのですか?」と言われても……

これまでお話ししてきたように、これからのリハビリテーションでは患者さんの主体的参加が大事ですから、「何のために訓練するか」の「何のため」、つまり患者さん自身の生活と人生に対する希望がとても大事です。

しかし長い間、リハビリテーションは機能回復だと思われてきたせいでしょうか、希望をお聞きすると「この足を治してほしい」「この手さえ動くようになれば」という患者さんがほとんどです。思いもかけず体が不自由になったのですから、患者さんの気持ちはよくわかります。

しかし脳卒中などによる手足のまひは、多くの場合、回復に時間がかかるし、完全に元の状態に戻ることは難しく、特に手の指は非常に難しいのです。一方、活動向上訓練を行えばすぐに効果があることはわかっています。こうした場合、いくら患者さん本人の希望だからといって、手足の動きだけを考えた訓練をするわけにはいきません。

患者さんが手足の機能回復だけに目がいきがちなのは、それが具体的にわかるものだからですが、もう一つ、患者さんは、体が不自由になったショックや悩みから、自分の生活や人生の希望を思い描く心の余裕がないからでもあります。「退院後、私はこうしたい」と、はじめから自分の希望をいえる患者さんはむしろ例外です。

ある意味で「お先真っ暗」と感じている患者さんと話し合い、その中から「これが本当にしたいことだ」という真の希望を患者さんと共に見つけるのもリハビリテーションの大事な仕事なのです。

「真の希望」と「表現された希望」

松山さん(仮名)は七二歳の主婦です。脳梗塞で倒れ、救急病院のＩＣＵ(集中治療部)で治療を受けた後に入院しました。二ヵ月後にリハビリテーション病院に転院し、私が診察しました。右の片まひです。

最初に診察した時の松山さんの希望は、「利き手の右手がまひしたので、とにかく右手が動くようにしてほしい」とのことでした。

さて、これまで「患者さんの希望」とひとことで言ってきましたが、リハビリテーションで大事なのは、患者さんが単に「こうしてほしい」という「表現された希望」ではなく、患者さんが自分の生活・人生を深く考えて導き出した「真の希望」です。専門的には前者を「デマンド(要望)」、後者を「ニーズ(必要)」と言います。「真の希望」とは、それが満たされることによって患者さんの生活・人生が最も満足できるものになる中心的な目標のことです。

松山さんに「右手のまひを治して何ができるようになりたいのですか」と聞いても、なかなか具体的な「何」が出てきません。

「まひさえ治れば、いろいろなことができるようになるはずだから……」と言うだけです。また将来の生活・人生について「何かしたいことはありませんか?」と聞いても、「まだ、身の回りのことさえ手伝ってもらっているのに、その先のことなどわかりません」と

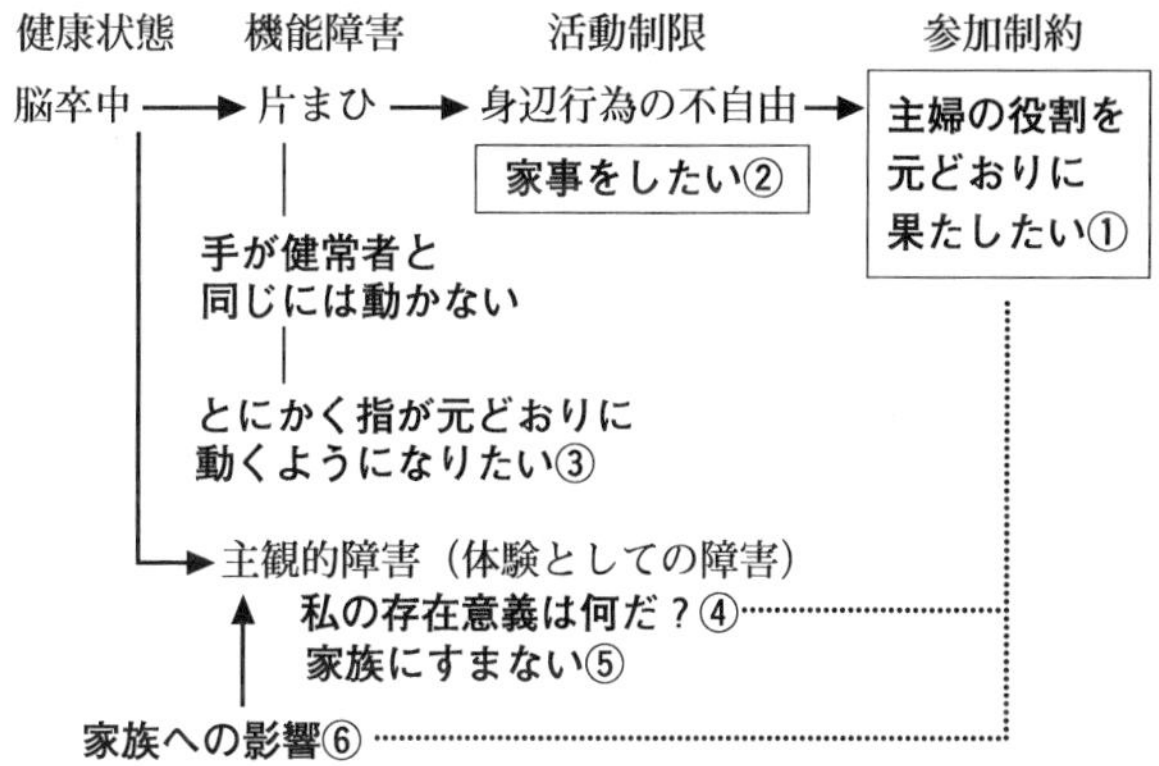

図７－１　右手の回復にこだわった理由

しか言ってくれません。

そこで「お友だちの家に行くのはどうですか」などと、いろいろ具体的な例をあげて聞いているうちに、「そんなことより、とにかく家のこと(家事)ができるようになるのが一番大事です。私が家の中のことができないと、勤めのある嫁も仕事に行けなくて困るだろうし」と話してくれました。

こうして松山さんの「真の希望」は「家事ができること」であることがわかってきました。

なぜ右手の回復にこだわったのか

松山さんが右手を元どおりにすることにこだわったわけを示したのが図７－１です。

主婦としての役割を果たす(図７－１－①)ためには

家事ができる(②)ようにならなければならない、そのためには右手の指が元どおりに動くようになる(③)ことが必要だ、と松山さんは思っていたのです。

さらに、家事をやっているということが松山さんの家庭における存在意義(④)になっていることも明らかになってきました。

家事ができないことが、お嫁さんを含めた家族にいろいろな影響(⑥)を及ぼしています。たとえば松山さんの入院中は、お嫁さんは家事を普段よりずっと多くやらなければならなくなり、勤めもあるし見舞いにも行かなければならないしと、かなりの負担になっています。他の家族についても多かれ少なかれ同様です。

松山さんとしては、それが家族にすまない(⑤)という気持ちになり、こんな状態では家に帰っても足手まといになるだけで、とても帰る資格などない、というような自分の存在意義への疑問ともなっています(④)。

このように松山さん自身の生活機能の上での問題(①〜③)が家族(重要な環境因子)に影響を及ぼし(⑥)、さらにそれが本人の心理に(主観的障害として)はねかえってきている(④⑤)ことがわかってきたわけです。

「真の希望」を具体的に知る

しかし、このようにしてわかってきた、家事（主婦としての仕事）をしたいということを、すぐに一番大事なこと（真の希望）と結論づけるのには慎重でなければなりません。特に元の生活に戻るという希望は、「とにかく戻らなくちゃ。戻ることが一番」と思い込んでいる可能性も高いので、本当にそうなのか十分に注意しなければなりません。

松山さんにとって家事が本当に一番に重要なことなのかどうかをもっと確かめる必要がありました。そこで、「ご自分で家事ができなくても、お嫁さんがやってくれるんじゃないんですか？」と聞くと、「うちの嫁は仕事が好きだし、家事を全部やらせるのは……」「家事のことを私がとりしきってるから、家にいられるのだし……。家事もできないで家にいるのは何だか申し訳ない」などと言われます。

家事以外のことについて、「元気な時には旅行もお好きだったのでしょう？」などと尋ねてみると、「いつも家事をきちんとしていたから大きな顔して旅行にだって行けたんですよ」と言われます。つまり松山さんの場合、家事をするということが主婦という家庭内の役割とか旅行という社会生活の大きな支えになっていて、生活全体の中での要《かなめ》の位置を占めていることがわかってきました。

こうして、松山さんにとって本当に必要で、それが満たされれば生活・人生が本当によくなるという「真の希望」は、主婦として復帰することであることが確認できました。「右手を治してほしい」という「表現された希望」よりもっと深いところに彼女の「真の希望」があったのです。

さらに家事の中でも何が一番大事なのかを聞いてみました。家事といってもたくさんのものがあり、その中で何が一番大事なのかということを確認することが、重点をはっきりさせたプログラムをつくるために必要だからです。

すると松山さんの家庭では、夕食の食卓をみんなで一緒に囲むというのが毎日のことで、それが非常に重要なことであることがわかってきました。

左手だけで家事を

このように松山さんの「真の希望」がはっきりしたので、それを満たすためのリハビリテーション・プログラムを組みました。「夕御飯を作る」というポイントをおさえた家事や自宅生活に必要な行為を想定しての活動向上訓練です。

もちろん、松山さんが最初にこだわった右手の機能回復訓練も無視することはできません。プログラムを組む前に彼女にいろいろ聞いてみると、まだ右手は治ると思っていたので、「改善しません」とはっきりとは言いませんでした(よくなるとも言いませんでしたが)。

これらを考慮して松山さんに、「右手の動きの練習を行いながらでも、左手だけで身の回りのほとんどのこともお料理もできるようになりますが、その両方をやっていきますか、それともどちらか片方だけにしますか?」と尋ねると、松山さんは両方やることを希望しました。

そのため、松山さんのリハビリテーション・プログラムは、左手で料理も家事のほとんどのこともできるようにする練習をメインとし、右手の動きの練習をサブとすることとしました。

ところが、左手で料理することがすぐに上手になったことから、二週間後に松山さんは、右手を動かす練習は自分一人でもできる方法を教えてもらって病室でやり、左手だけでほとんどの家事をできるようにする練習を専門家についてもらって集中的にやりたいと自分から希望してきました。

松山さんの左手は、まひのない健常な手ですし、家事についての活動向上訓練で家事はどんどんうまくなっていきます。そして最終的には左手で箸を使って食事ができ、包丁を使うことも上手になりました。それとともに、右手のまひを回復することへのこだわりが徐々に減っていきました。

家事も身の回りの行為も自立し、屋外歩行も四点杖と短下肢装具を用いてできるようになって松山さんは退院しました。自宅ではお嫁さんが勤めに行っている間に食事、特に夕食の用意をし、掃除もして、一家の主婦としての役割を十分果たしており、とても満足されています。

2 「生きる」ことを分析する

「全人間的に見る」ためのICFモデル

この松山さんの例でもわかるように、まひなどで不自由なことがある時には、体の働きの問題だけを考えるのではなく、「生きる」ことの全体像をとらえる必要があります。これは一人の患者さんを「全人間的に見る」ことだともいえます。

その時、大きな力を発揮するのがWHO（世界保健機関）が二〇〇一年に発表したICF（国際生活機能分類）の「生活機能構造モデル」です（一八五ページのコラムの図参照）。

生活機能構造とは、人が生きることの全体像を示すもので、図のように「心身機能・身体構造」「活動」「参加」の三つのレベル（階層）からなっていることが特徴です。

この図が示すように生きている人間は、「生命・生物（心身機能の働き・構造）」のレベルでとらえられる面もあるし、「生活」のレベルでとらえるべき面もある、また「人生」のレベルでとらえるべき面もあるということがわかりますね。

ＩＣＦモデルにはこの他いろいろな特徴がありますが、それはコラムで述べることにして、このモデルがリハビリテーションにとても役立つことを説明してみましょう。

リハビリテーションの目標設定とＩＣＦモデル

ＩＣＦモデルは「実践のツール(道具)」です。これは複雑な問題を整理して、物事を見えやすくし、解決の「突破口」をみつけるのに役立つ道具という意味です。まひの改善だけを希望していた松山さんの場合もＩＣＦモデルで整理することで、「真の希望」が確認できました。

実は私自身もリハビリテーション医となる前に内科医だった時代には、病気と心身機能のことを考えるのが精一杯で、患者さんの生活や人生のことは通り一遍のことしか考えられませんでした。

しかし、リハビリテーションの経験をつむ過程で、ＩＣＦモデルの前身であるＩＣＩ

DH（WHO国際障害分類）のモデルの生命・生活・人生の三つに分ける考え方に立って、患者さんのもつ複雑な問題点を整理するという習慣をつけたことが、病気を「総合的に考える」だけでなく、患者さんを「全人間的にとらえる」ということに大変役に立ちました。

要するに人が「生きる」ことを生命（心身機能）レベルだけでみるのではなく、生活（活動）、人生（参加）を含めた三つのレベルでとらえることがリハビリテーションでは不可欠なのです。

人生レベルの目標がもっとも大事

実は、この「真の希望」がリハビリテーションの目標なのです。

目標はICFの生活機能の三つのレベルのそれぞれについて設定するもので、その中でも「どういう人生を創るか」という「参加」（人生）レベルの目標がもっとも大事です。私たちはこれを「主目標」と呼ぶことにしています。松山さんの場合は「主婦という役割に復帰する」というのが主目標だったわけです。

そして主目標と表裏一体のものとして、主目標の具体像である「活動」目標があります。これが第4章で述べた「する活動」です。

松山さんの場合、「表現された希望」だけに従っていたら、手の回復という心身機能レベルだけが目標になりかねませんでした。しかし、主婦としての役割に復帰することを主目標に決め、その役割を果たすために必要な家事のやり方を「する活動」として同時に決めたのです。そしてそれを病院で集中的に練習したことで、主目標が達成できたわけです。

ICFモデルは「共通言語」

ICFモデルは、違った分野や立場の人たちをつなぐ「共通言語」です。これには医療や福祉などの専門家の間の共通言語という意味もありますが、もっと大事なのは、専門家と患者・家族との間の共通言語だということです。

皆さんは病院などで医師その他のスタッフと話をしていて、「話が通じない」と感じられたことがありませんか？　使う言葉が専門的でわからないというだけでなく、医師が関心をもっていることの範囲が非常に狭くて、病気のことばかり話して、患者さんと家族が心配する生活や仕事への病気の影響などを質問しても、あまり熱の入った反応はないといったことです。

病気やその治療は患者さんの生活・人生に大きな影響をおよぼします。ですから、リハビリテーションだけでなく、一般の医療でも病気(生命)だけでなく、生活・人生のすべてを見るという考え方をみんながもつことが大事です。

患者さんは「自分の生活・人生は自分で決める」という自己決定権をもっており、当然、それが尊重されるべきです。

しかしどういう病気があり、どこまで治療効果があるか、またリハビリテーションなら、どこまで活動能力をのばせるかは、やはり専門家がよく知っています。そういう専門的知識においては患者さんは専門家に及びません。

しかし、専門家は病気が患者さんの生活・人生にどう影響するかまで含めてよく説明すべきですし、患者さんは納得のいくまで説明を聞き、十分質問して、その上でよく考えて治療やリハビリテーションの方針を選ぶことが大事です。

その際、両者がともに生命・生活・人生のすべてを重視するというＩＣＦモデルに即して考えることが効果的なのです。これがＩＣＦモデルは患者さん、医療専門家の双方をつなぐ「共通言語」であるということの意味です。

松山さんの例で示した一七一ページの図7−1は、このＩＣＦモデルを使ったものです。私は松山さんの話を聞きながら、彼女の問題や希望、課題を生活機能と障害の構造にあてはめて整理した図を描き、松山さんにそれを見せて話し合い、生活機能構造にそって整理できるような問いかけをしながら、松山さん自身に希望や意見を話してもらったのです。それが非常に有効だったことは前節で紹介したとおりです。

彼女だけでなく、ほかの患者さんも、一度このやり方を覚えると、その後、何か新しい問題が生じた時にこの図式で整理し、必要な時にはアドバイスを求めて受診してくる方は多いのです。

発想の転換が大事

松山さんの最初の状態のように、右手のまひを治すことが一番で、解決法が一つしかないと思い込んでしまい、それがダメなら絶望的だと思いつめるのは人生ではありがちなことですが、「発想の転換」で道が開けるということも多いものです。

原因が解決しなくても、生活・人生をもっとよくすることはできるのです。そのためには生活・人生の全体像をＩＣＦモデルでとらえなおすことが役立ちます。これは体の不自由のない一般の方にも参考にしていただけることではないでしょうか。

（3）プラスはマイナスより大きい

「生活機能」という考え方の画期的な意義は、プラスの面を重視することです。病気や障害があるとマイナス面のみを見がちです。しかし、その人の全体の中では障害というマイナスの占める部分は小さく、それを上回る健常な機能・能力（プラス）があります。特に適切なリハビリテーションによって引き出すことのできる「潜在的生活機能」は無限ともいえるほど大きいのです。

（4）環境因子と個人因子

生活機能には環境が大きく影響します。ICFでは「環境因子」を、装具・杖・福祉用具、家屋・道路・交通機関などの物的環境だけでなく、家族・介護者などの人的環境、社会の意識や態度、さらに法制度、行政や各種のサービス（医療、福祉、教育など）までを含む非常に広いものとしてとらえます。

さらに「個人因子」（性、年齢、民族、ライフスタイルなど）も生活機能に影響します。環境因子と個人因子とを合せて「背景因子」と呼びます。

（5）相対的独立性を重視

図の矢印が示すように、これらの要素が他のすべてと相互に影響し合います。しかし、他のレベルによって完全に決められてしまうわけではなく、「相対的独立性」があることが大事です。

特に「活動」レベルの相対的独立性は大きく、活動向上訓練によって、心身機能が回復しないうちでも「活動」は回復できます。しかも、それによって「参加」まで向上（復職や主婦としての復帰）させることができます。これが潜在的な生活機能を引き出すことです。だから「プラスはマイナスよりはるかに大きい」と言えるのです。

障害のある人自身も家族も、ぜひICF的な総合的な見方をもって専門家と一緒により良い生活・人生を作ってください。そのためにICFを、生きることを総合的に見る「共通言語」として活用していただきたいと思います。

コラム

ICF――「生きること」の「共通言語」

2001年にWHO（世界保健機構）はICF（国際生活機能分類）を採択しました。これは1980年のICIDH（国際障害分類）を改定したもので、この20余年間の、障害者の権利を尊重する世界的な動向を受けて作られました。

ICFは障害に関係する当事者と専門家との相互理解と協力を促進する「共通言語」をめざすものです。

ICFの特徴

ICFは図のような生活機能構造モデルで、人間の「生きる」ことを総合的に見ます。

（1）「生きる」ことのすべての側面をとらえる「生活機能」

「生活機能」とは、人が「生きる」ことの3つのレベル（生命、生活、人生）にそれぞれ対応する「心身機能・身体構造」「活動」「参加」のすべてを含む「包括用語」です。

この生活機能のマイナス面も「機能障害」「活動制限」「参加制約」の3つに分かれており、その総称が「障害」です。つまり「障害」を、生命・生活・人生のすべてにマイナスが生じた状態、ととらえます。

（2）病気より広く「健康状態」を

「障害」の原因となるものが「健康状態」です。これは病気やケガだけでなく、妊娠、高齢、ストレスなど、非常に広い範囲のものを指します。

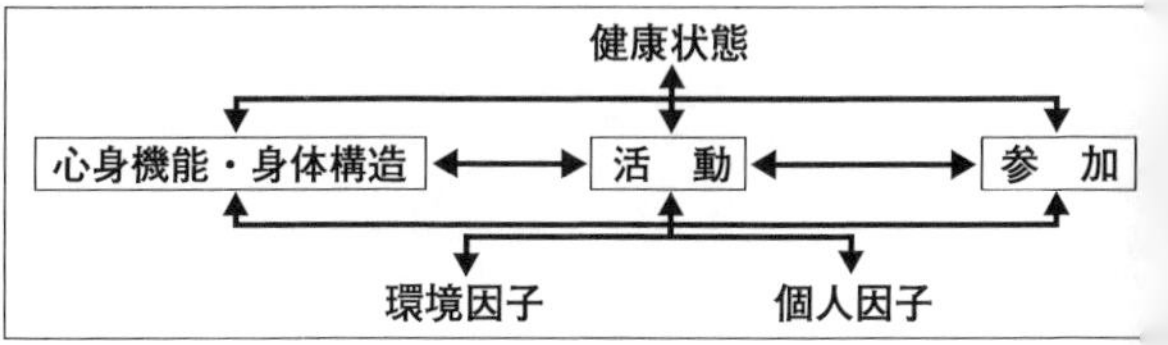

ICFの生活機能構造モデル

第8章

心の立ち直りを助ける

1　下半身まひを克服した青年

「心の持ちよう」とリハビリテーションの深い関係

体に不自由のある患者さんの生活と人生をよくすることがリハビリテーションの目的ですが、それを早く前向きにやれるかどうかは、患者さんの「心の持ちよう」と深い関係があります。心の持ちようといっても、意欲があるとかないとかの問題ではなくて、「体の不自由をどう受けとめるか」ということです。

体に不自由をもつと、誰もが深刻に悩みます。例外はありません。人によっては「役立たずの人間になってしまった、生きている意味がない、いっそ死んだほうがましだ」と絶望するほどの悩みです。

それを患者さんがどう受けとめて乗り越えるのか、人生の意味をどう発見するのか、その過程につき合って患者さんを援助するのもリハビリテーションの仕事です。

この心の持ちようとリハビリテーションの関係は、年齢・性別に関係なく重要ですが、特に人生経験の少ない若い人にとっては難しい問題なので、一九歳の時、事故で車いす生活になった春山さん(仮名、男性)の例で説明しましょう。

春山さんは現在二五歳、市役所に勤める公務員です。窓口で明るい笑顔で応対し、休日にはボランティア活動や車いすバスケットを楽しんでいます。ですが、すぐに現在のようになれたわけではありません。

事故で下半身まひに

高校生の時、春山さんは成績は悪くなかったのですが、クラスでいじめにあって不登校になり、そのまま中退。家にいると気がめいるので、建築現場で手伝いのアルバイトをするようになりました。仕事は面白かったのですが、ある日、足を滑らして三階の足場から地面に落ちてしまったのです。

命は助かったものの、脊椎《せきつい》骨折です。そのため脊髄《せきずい》が傷ついて(脊髄損傷)、下半身がまひして両足はまったく動かせません。お臍《へそ》のあたりから下の感覚がなく、大小便のコントロールも自分ではできません。かつぎ込まれた救急病院で折れた脊椎を固定する手術を受けて、三週間後にはリハビリテーション病院に転院しました。

「怒り」と「失意」の繰り返し

救急病院で、「足はリハビリでがんばれば何とかなる」と言われたので希望は捨てなかったものの、リハビリテーション病院に転院した当初は、もし歩けなかったら死んだほうがましだと落ち込んだり、逆に「何で僕だけこんな目にあわなきゃいけないんだ」と怒りがこみ上げてきて、見舞いにきた親に当たり散らしたり、看護師にケンカを吹っかけたりすることもありました。

不注意で転落したので自分の責任です。加害者がいるわけでもなく、誰を恨《うら》むこともできません。絶望感が内攻《ないこう》して運命をのろったりもしました。

リハビリテーション病院には脊髄損傷者がたくさんいて、日常生活はすべて自分でやっている人がほとんどです。しかし歩ける人は少数で、多くは車いすです。「リハビリテーションをやっても、歩けるとは限らないんだ」と失望したり、えらく明るい(と当時は感じた)車いす生活の人たちに反発する気持ちもあって、リハビリテーションがはじまってもいっこうに身が入りません。

転機

しかし、リハビリテーション病院での練習はどんどん進んで、できることが増えてきます。足の代わりに両手を使った車いすへの乗り移り、下着やズボンの脱ぎ着、トイレでの動作(排尿は下腹部を手で圧迫することで排尿反射を誘発する)などの練習の結果、身の回りのことは自分でできるようになりました。

車いすを動かすことが上手になり、さらに手だけで運転できる障害者用の自動車を練習し、運転免許を変更しました。もちろん車への乗り移りも、車いすの積み下ろしも一人でできます。

春山さんに希望が見えてきたのは、そのころからでしょう。足が治らなくても何とかなるのかなと、はじめて考えるようになったのです。

車いすで大学入学、そして公務員に

転院してきた時から、リハビリテーション病院の担当医師は、春山さんの将来を考えて、何度か話し合いをもっています。そして、「大検(大学入学資格検定試験)に合格して、大学に入りなさい」とすすめました。春山さんは、はじめは真剣に考えなかった(そんな余裕もなかった)のですが、車の運転の練習をはじめた頃からやる気が出てきて本格的に勉強をはじめ、退院後に大検をパスしました。

車いすでの入学を認めていた公立大学に二〇歳で進学して、大学には自動車と車いすで通い、友だちもたくさんでき、よく勉強しました。

公務員試験を受けて卒業後は二四歳で公務員となり、市役所の障害者関係の窓口を担当して熱心に働き、仕事もすぐに覚えました。ですが、仕事にも馴れて心の余裕ができてくると、このまま仕事一途《いちず》で生きていくのかと思って、春山さんは寂しくなってきました。

そのころ出会ったのが、車いすバスケットの連載漫画です。何か引かれるものを感じて、春山さんは仕事の合間に車いすバスケットのチームに入り、練習をはじめました。やがて試合にも参加し、たくさんの仲間ができました。その人たちのつてで車いすの短距離競走もするようになり、さらにボランティア活動にも加わるようになったのです。

仕事以外の楽しみが増えたことで、仕事もこれまで以上に熱心にしています。

親の変化

こうした春山さんを見て母親は喜んでくれ、「やっぱり足が動かせたらいいのにね」などと愚痴っぽいことはいわなくなりました。「会社人間」の父親とは大検受験で大喧嘩もしましたが、春山さんの受験には進んで付き添うなど家族を大事にするようになりました。春山さんが心と体の両面で立ち直る過程にかかわったことで、両親は変わりました。

そして家族の絆《きずな》も以前より深まったのです。

2　悩みを経て「障害の受容」へ

障害をもって悩まない人はいない

春山さんの例は、体に不自由のある患者さんと「心の持ちよう」がどのように関係しているかを示す一つの典型です。若くして突然障害をもった、両足のまひが回復する見込みはまったくない、これからの長い一生を下半身の機能を失ったままで過ごさなければならない。これらのことを本人がどう受け止め、それをどう乗り越えていくかということです。

春山さんの人生はまだはじまったばかりで、これからという時に不自由な体になったわけです。「お先真っ暗」だと絶望的な気持ちになるのも無理はありません。人生経験も乏しくて、困難な事態を乗り切った経験や、それにもとづく自信もありません。

実はこのような、体の不自由による絶望感は若い春山さんに限った話ではありません。中年の人でも高齢者でも、ほとんどすべての人が「体に不自由がある」という否定できない事実の前に、「なぜ自分だけが」という絶望感や怒りをもつのがふつうです。体に不自由のある人が共通にもつ悩みなのです。

ですが、よほど注意深く見ていないと、そのような心の悩みがあることはわかりません。むしろ深刻な悩みであればあるほど、弱味は見せまいと、かえって明るくふるまったりするのが人間というものだと思います。「昼間明るくふるまっていればいるほど、夜一人になった時の絶望感は強かった」と、後になってから当時を振り返って話してくれた患者さんもいます。

悩みは潜在化する

私自身もリハビリテーション医となったはじめの数年間は、どうしても表面の平静さや明るさにまどわされて、その下に隠れている患者さんの悩みを見落として(見つけ出せないままになって)しまいがちでした。

たとえば、職場に復帰して二、三年経った五〇代後半の脳卒中の患者さんから、「実は入院してリハビリテーションを受けていたころは毎日死ぬことばかり考えていました」と打ち明けられて、驚いたこともあります。当時はとても熱心に練習して、時には冗談を飛ばして人を笑わせる明るい人だったので、とても心に悩みを抱えているようには見えなかったのです。

体に不自由のある患者さんは、精神的にすっかり悩みを乗り越えた後で、はじめて深く悩んでいた時期のことを語ってくれるようになるものです。

「障害の受容」とは何か

リハビリテーション医学では、このような心の悩みからの立ち直りのことを「障害の受容」と呼び、悩みからの立ち直りを支援することも大事な任務だと考えています。

障害の受容とは、体の働き(ＩＣＦ〈第７章〉でいう心身機能)の障害(不自由)があり、それが長く続くという事実から目をそらすのではなく、それを直視して手足の障害による生活・人生上の困難や不自由をどうやって乗り越えていくかを、現実的に冷静に考えていけるような心の状態のことです。

「受容」というと受身な響きがありますが、実は非常に積極的な、体の不自由についての心理的な克服なのです。

障害の受容は、「あきらめ」や「開き直り」ではない

障害の受容を「あきらめ」のことだと思っている人がいますが、むしろ正反対のことです。手足のまひなどの体の不自由は残っても、生活と人生については明るい見通しをもって、積極的な生き方ができるようになることが基本です。

また、障害の受容は「開き直り」でもありません。年輩の方の中には、「もう十分生きたから」とか「後はお迎えを待つだけだから」などと言う人もいます。

こういう患者さんは、一見穏やかに見えますが、実はこれも問題で、あきらめられるはずのない人生を、あきらめなければならないと思って無理をしている場合が多いのです。

これも本当の障害の受容ではありません。

「障害の受容が悪い」などと非難めいた言い方に使う人もいますが、これは間違った使い

方です。

行きつ戻りつして障害の受容へ

さて、患者さんが障害を受容するまでの過程は一直線ではありません。悩みから立ち直れたと見えても、また絶望や怒りの初期段階に逆戻りすることもあり、あきらめや無力感にとらわれる状態になることもあります。

体の不自由が起きた初期の段階から障害を受容する段階までの間を、患者さんは行ったり来たり迷ったりしながら進むのです。それも簡単に、本人の力だけでできるとは限らないのです。これも専門家と一緒に勝ちとっていくものです。

春山さんも身の回りのことや車の運転ができるようになってはじめて、大学進学などを前向きに考えられるようになったのですね。そうした生活レベル(活動)と人生レベル(参加)でのプラスを確信できたから、生命(心身機能)レベルで障害というマイナスが残っても、「差し引きはプラスが大きい」という心の余裕をもてたのです。そして「ある程度のマイナスはやむを得ない」という気持ちになれたのです。

3　体に不自由があっても人間としての価値は不変

「障害者は弱者」は誤り

患者さんが障害を受容するためには、もう一つ大事な条件があります。それは世間一般にある、体に不自由がある人（「障害者」）に対する偏見、つまり「体に不自由のある人は弱い人であり助けてあげなければならない」「かわいそうな人だ」と特別視する見方を克服することです。

これには二つの面があります。

一つは周囲の人がそのような見方で患者さんに接しないということです。これは私たち医療関係者や介護・福祉の関係者はもちろんですが、家族や友人も患者さんを特別視しがちなので気をつけたいものです。

体に不自由があるからといって、「人間としての価値はちっとも低くなっていない」「人は存在するだけで価値がある」のです。たとえば、家族から「いてくれるだけで心の支えになっているよ」言われて、「申しわけない」という気持ちが消えて生きる勇気が湧《わ》いてきたという方はたくさんいます。

価値観の問題

もう一つの面は、体に不自由のある人自身が、そのような特別視から自由にならなければいけないということです。

というのは、今の日本社会は競争社会ですから、そこに生きる人は知らず知らずの間に人に優劣《ゆうれつ》の差をつけるものの見方(価値観)を多かれ少なかれ身につけてしまっています。だから、別に差別意識はなくても「体に不自由のある人は弱い、気の毒な存在」と多くの人が思っています。

この、ものの見方とは、人より若く、健康で、才能や能力があり、きれいで、点数や収入や地位が上の者は優《すぐ》れている、そうでない者は劣《おと》った存在だという優劣の差を強調する価値観です。

そのため自分自身が体に不自由がある身になると、こうした価値観から自分の現状を見ることになりがちです。手足が動かないことそのものよりも、むしろ「人より劣ったダメ人間になってしまった。恥ずかしい。価値のない人間になってしまった」ということに最も大きな打撃を受けるのです。どうしても以前の自分と比べてしまうのです。

障害の受容とは価値観の転換

しかし悩みに悩んだ末に、その悩みをつきぬけて精神的に立ち直る患者さんは多いのです。

それは「体に不自由があるからといって、人間としての価値はなんら変わるものではない」という、それまでの価値観からの転換です。それはまた、「他人や以前の自分と比較しての優劣よりも、自分独自の個性のほうが大事だ」という価値観への転換でもあります。私がこれまで接した多くの患者さんもそうでした。人間は弱いようでいて実は強いものだ、と感動することもしばしばです。

そしてそういう方は、「ひと回り人間が大きくなった」「障害・体の不自由を契機として人間として成長した」と言いたくなるぐらい変わるのです。

体に不自由があるということに対する自分自身の偏見とたたかい、新しい価値観に立つことに成功したということで、人間の幅が広がるのだと思います。

周囲の人も、心の立ち直りを助ける

大事なのは、このように体の不自由のある人自身が価値観の転換をなしとげることと、その周囲にいる人々の心から、体の不自由のある人への特別視をとり除くことの間には、相関関係があることです。

患者さん自身が競争社会の価値観から抜け出て障害の受容に至るには、家族や友人の「体に不自由があっても、あなたの人間としての価値は決して損なわれていない」という姿勢が大きな助けになります。自分が失ってしまったと思った人間としての価値を、身近な人たちが信じ続けてくれているという発見は、心の立ち直りへの大きなスプリングボードになります。周囲の人が体に不自由のある人の存在をあるがままに認め受け入れることが、患者さん本人の障害の受容を促進することになるのです。

同時に、体に不自由があるにもかかわらず明るく前向きに生きている人の姿に接することは、家族や友人のこういう姿勢を強めるのに役立ちます。またそれは、一般社会の「体に不自由のある人は弱い人間」という特別視を打ち破る大きな力にもなるのです。

心の立ち直りもリハビリテーションの大きな課題

さらに、そのような価値観の転換と、先に述べた生活・人生レベルでのプラスの増大という客観的な面との間にも深い相関関係があります。

つまりリハビリテーションによって、これまでいろいろな角度から述べてきたように、生命(身体)レベルの回復が不十分な場合でも生活・人生を向上させることができます。このような患者さんの客観的な生活機能の向上が、心の立ち直り、つまり主観的な生活機能の向上の実現を促進します。そして、精神的に立ち直り、悩みを克服して障害を受容した患者さんは、前にもまして自分自身の生活・人生の向上に主体的に立ち向かうことになります。

リハビリテーションは患者さんの生活と人生の再建・向上を手助けするものですが、それはこのように心の立ち直りをも含むものなのです。

エピローグ

「ジャンヌ・ダルクのリハビリテーション!?」

これまでいろいろな角度から、新しいリハビリテーションの考え方と方法を紹介してきましたが、それでも皆さんにはまだ、リハビリテーションとは不自由な体の部分の機能回復訓練だという「常識」めいた考えが心のどこかに残っているのではないでしょうか。

これは「リハビリテーション」という言葉が医学用語として日本に紹介され、それが一般用語として広まったことに一つの原因があるのではないかと思います。

リハビリテーションという言葉の本来の意味は、「権利、資格、名誉の回復」です。ヨーロッパの中世では貴族・役人などの身分や地位を回復すること、また宗教上の破門を取り消すことがリハビリテーションでした。たとえば、ジャンヌ・ダルクは宗教裁判で魔女とされ火あぶりの刑となった後、やり直し裁判で判決の取り消しと名誉回復がなされましたが、これは「ジャンヌ・ダルクのリハビリテーション」と呼ばれています。

近代以降はリハビリテーションに、「復権」「犯罪者の社会復帰(更生)」「失脚した政治家の政界復帰」などの意味も加わり、広く使われる一般用語になっています。

医学でリハビリテーションの用語が用いられるようになったのは比較的近年のことで、一九一七年、第一次世界大戦中のアメリカ陸軍病院に「身体再建およびリハビリテーション部門」ができたのが最初です。その場合もリハビリテーションとは、傷病兵の「社会復帰・職業復帰」という意味でした。すなわち、治療や訓練だけでは解決できない全人間的な問題の解決の必要を示すために「リハビリテーション」という歴史のある言葉を用いたのです。

したがって、リハビリテーションとは生活機能の低下(障害)があるために人間らしく生きることが困難になった患者さんの「人間らしく生きる権利の回復」なのです。わが国の障害者施策の基本である「障害者基本計画」でも、リハビリテーションの理念は「全人間的復権」であることが明確にうたわれています。

これまでも述べてきたように、機能回復訓練は全人間的復権という目的を達成するための多数の手段の一つに過ぎず、主要な手段でさえないのです。

テレビ番組に寄せられた声

しかし、リハビリテーション＝機能回復訓練という「常識」が一部の医療関係者の間に根強く残っているためか、今でもリハビリテーションの現場ではいろいろな問題を生じています。

本書で紹介したような新しいリハビリテーションの方法が二〇〇二年のＮＨＫスペシャル「車いすから立ち上がれ」で放映されましたが、視聴者から寄せられた意見で一番多かったのは、「何のために歩くのか」についてでした。つまり、「リハビリテーションを受けていても、何のために歩く訓練をするのかということを、いつも疑問に思っていた」という患者さんが非常に多かったのです。

ということは、リハビリテーションの現場では専門家も「何のために」を説明しないまま行っていることが少なくないことを示しています。歩く訓練にしても、家に帰るためだけではなく、さらに家に帰って何をするのか、どういう人生を送るのかまで考えて行うことが必要です。

これからの専門家は、そうしたことをきちんと説明する必要があるし、患者さんや家族も「なぜその訓練をするのか」「家に帰ってこういうことをしたい」ということを遠慮なく質問し、話していただきたいと思います。

「訓練人生?」

「リハビリテーションは長く続けるほどよい」と思っている人が多いようですが、それは誤解です。

これは一つには機能回復訓練中心の考え方から、もう一つは「訓練を続けていないとせっかくよくなった機能がまた低下してしまう。だから機能維持のためにリハビリテーションが必要だ」という考え方からきていますが、こうしたことを続けているといわゆる「訓練人生」を作ってしまいます。

訓練人生とは、訓練さえ続けていればいつかは体が元どおりになる、と患者さんが思い込んでしまい、前向きに有意義な生活・人生を確立することから目を背《そむ》け、いつまでも機能回復訓練だけを続けていることで、これは本来のリハビリテーションとはまったく逆のものです。

専門的なリハビリテーションは、必要な時にすばやく集中的に対応し、短期間に効果をあげて終了し、必要な時にはまた行うというように、もっとメリハリのあるものです。

そのためには一般医療機関での広い意味のリハビリテーションが充実することと、一般の方々にリハビリテーションについて正しく理解していただくことが不可欠です。


「軍隊式リハビリテーション?」


人間が一人ひとり生活と人生が異なるように、リハビリテーションの内容や進め方は個別的で個性的なオーダーメイドのものでなければなりません。

社会学者で歌人の鶴見和子さんはご自分の体験から、古いタイプのリハビリテーションを「軍隊式リハビリテーション」と評されました(鶴見和子、上田敏、大川弥生『回生を生きる 本当のリハビリテーションに出会って』三輪書店 一九九八年)。

「同じ〝軍服〟(トレーニングウェア)を着て、画一的なやり方で、『この訓練が私の人生に何の役に立つの』と聞いても答えてもらえず、内反尖足(第5章参照)について質問すると、

『脳卒中特有の症状です』といわれてお終《しま》い。そして、せっかくもっと向上できるはずの人生を台無しにする、戦地におもむくようだった」と鶴見さんは語っておられます。

心身機能だけを見た機能回復訓練では画一的なリハビリテーション・プログラムになりがちです。これからのリハビリテーションは、生活・人生の向上につながるオーダーメイドのプログラムでなければならないと思います。

幸いなことに、医療保険でも介護保険でも個別的・個性的なリハビリテーションが求められるようになってきています。

プラスの面を見よう

手足などに不自由のある人について、私たちはともすればマイナスの面ばかりを見がちですが、リハビリテーションでは何ができているのか、またできるようになるかというプラスの面を見ることが大事です。

先ほど紹介した鶴見和子さんが私たちのリハビリテーションを受けてから詠《よ》まれた歌の一つに、

「わがうちの埋蔵資源発掘し新しき象《かたち》創りてゆかん」

というのがあります（歌集「花道《はなみち》」藤原書店　二〇〇〇年）。

体に不自由のある人は、ある意味で「埋蔵資源の宝庫」だと思います。手足の動きがよくならなくても、リハビリテーションによって新たにできることはたくさんあるのです。

おわりに

本書は、これまで私が実際に経験したことをもとに、新しいリハビリテーションの考え方と実際の進め方を、患者さんや家族の方だけでなく一般読者のお役にも立つようにと、まとめたものです。

折から、厚生労働省老健局長の私的研究会である「高齢者リハビリテーション研究会」(上田敏座長)は「中間報告」を発表しました(二〇〇四年一月)。

この中間報告「高齢者リハビリテーションのあるべき方向」では、生活機能(生命・生活・人生)の低下を防ぐとともに、それを向上させるのがリハビリテーションであることを基本に、「リハビリテーションは個別的・個性的なものでなければならない」、「これまでの脳卒中モデルだけでは不十分で、廃用症候群モデルを重視する必要がある」、「つくられた歩行不能が大きな問題だ」、「一般医療の関与の重視」など、本書と同じような考え方に立つ新しいリハビリテーションのあり方を打ち出しています。

この提言が今後の厚生労働省のリハビリテーションに関する施策に生かされ、多くの患者・利用者の皆さん、そしてその家族の方々にとって役立つものになることを願うとともに、この中間報告に関わった委員の一人として、新しいリハビリテーションの流れをいっそう強くしていく責任を感じております。

リハビリテーションは全人間的復権であると一九六〇年代後半から主張されてきた恩師の上田敏先生に、多くの教えを受けました。厚く御礼申しあげます。また本書をまとめるにあたり、お世話になった講談社現代新書出版部の田辺瑞雄さんに感謝します。

前述した高齢者リハビリテーション研究会では、歯科医の往診など生活機能への積極的参加も議論され、私が小さい頃、歯科医の父が往診する自転車の後ろに乗っていったことを思い出しました。最後に、その父親と母親に感謝します。

二〇〇四年一月

著者

参考文献

新しいリハビリテーションについて、さらに詳しく知りたい方は以下の本をお読みください。

『介護保険サービスとリハビリテーション――ICFに立った自立支援の理念と技法』大川弥生著　中央法規出版　2004年
『目標指向的介護の理論と実際――本当のリハビリテーションとともに築く介護』大川弥生著　中央法規出版　2000年
『回生を生きる――本当のリハビリテーションに出会って』鶴見和子、上田敏、大川弥生著　三輪書店　1998年
『リハビリテーション医学大辞典』上田敏、大川弥生編　医歯薬出版　1996年
『目でみるリハビリテーション医学』上田敏著　東京大学出版会　初版1971年、第二版1994年
『リハビリテーション――新しい生き方を創る医学』上田敏著　講談社ブルーバックス　1996年

講談社現代新書　1706

新《あたら》しいリハビリテーション――人間《にんげん》「復権《ふっけん》」への挑戦《ちょうせん》

二〇〇四年二月二〇日第一刷発行　二〇二二年七月一九日第一七刷発行

著者　大川弥生《おおかわやよい》　©Yayoi Okawa 2004

発行者　鈴木章一

発行所　株式会社講談社
東京都文京区音羽二丁目一二―二一　郵便番号一一二―八〇〇一

電話　〇三―五三九五―三五二一　編集（現代新書）
〇三―五三九五―四四一五　販売
〇三―五三九五―三六一五　業務

カバー・表紙デザイン　中島英樹

印刷所　株式会社ＫＰＳプロダクツ

製本所　株式会社国宝社

定価はカバーに表示してあります　Printed in Japan

N.D.C.494.78　216p　18cm
ISBN4-06-149706-5

「講談社現代新書」の刊行にあたって

教養は万人が身をもって養い創造すべきものであって、一部の専門家の占有物として、ただ一方的に人々の手もとに配布され伝達されうるものではありません。

しかし、不幸にしてわが国の現状では、教養の重要な養いとなるべき書物は、ほとんど講壇からの天下りや単なる解説に終始し、知識技術を真剣に希求する青少年・学生・一般民衆の根本的な疑問や興味は、けっして十分に答えられ、解きほぐされ、手引きされることがありません。万人の内奥から発した真正の教養への芽ばえが、こうして放置され、むなしく滅びさる運命にゆだねられているのです。

このことは、中・高校だけで教育をおわる人々の成長をはばんでいるだけでなく、大学に進んだり、インテリと目されたりする人々の精神力の健康さえもむしばみ、わが国の文化の実質をまことに脆弱なものにしています。単なる博識以上の根強い思索力・判断力、および確かな技術にささえられた教養を必要とする日本の将来にとって、これは真剣に憂慮されなければならない事態であるといわなければなりません。

わたしたちの「講談社現代新書」は、この事態の克服を意図して計画されたものです。これによってわたしたちは、講壇からの天下りでもなく、単なる解説書でもない、もっぱら万人の魂に生ずる初発的かつ根本的な問題をとらえ、掘り起こし、手引きし、しかも最新の知識への展望を万人に確立させる書物を、新しく世の中に送り出したいと念願しています。

わたしたちは、創業以来民衆を対象とする啓蒙の仕事に専心してきた講談社にとって、これこそもっともふさわしい課題であり、伝統ある出版社としての義務でもあると考えているのです。

一九六四年四月　野間省一

自然科学・医学

15 数学の考え方――矢野健太郎
1126 「気」で観る人体――池上正治
1138 オスとメス＝性の不思議――長谷川真理子
1141 安楽死と尊厳死――保阪正康
1328 「複雑系」とは何か――吉永良正
1343 カンブリア紀の怪物たち――サイモン・コンウェイ・モリス 松井孝典 監訳
1349 〈性〉のミステリー――伏見憲明
1427 ヒトはなぜことばを使えるか 山鳥重
1500 科学の現在を問う 村上陽一郎
1511 優生学と人間社会――米本昌平 松原洋子 橳島次郎 市野川容孝
1581 先端医療のルール――橳島次郎
1598 進化論という考えかた 佐倉統

1689 時間の分子生物学――粂和彦
1700 核兵器のしくみ――山田克哉
1706 新しいリハビリテーション 大川弥生
1759 文系のための数学教室――小島寛之
1786 数学的思考法――芳沢光雄
1805 人類進化の700万年 三井誠
1840 算数・数学が得意になる本 芳沢光雄
1860 ゼロからわかるアインシュタインの発見 山田克哉
1861 〈勝負脳〉の鍛え方――林成之
1880 満足死――奥野修司
1881 「生きている」を見つめる医療――中村桂子 山岸敦
1887 物理学者、ゴミと闘う――広瀬立成
1891 生物と無生物のあいだ――福岡伸一

1925 数学でつまずくのはなぜか 小島寛之
1929 脳のなかの身体――宮本省三
2000 世界は分けてもわからない 福岡伸一
2011 カラー版ハッブル望遠鏡宇宙の謎に挑む 野本陽代
2023 ロボットとは何か――石黒浩
2039 ソーシャルブレインズ入門 藤井直敬
2097 〈麻薬〉のすべて――船山信次
2122 量子力学の哲学――森田邦久
2166 化石の分子生物学――更科功
2170 親と子の食物アレルギー――伊藤節子
2191 ＤＮＡ医学の最先端 大野典也
2193 〈生命〉とは何だろうか 岩崎秀雄
2204 森の力――宮脇昭

哲学・思想Ⅰ

66 哲学のすすめ——岩崎武雄
159 弁証法はどういう科学か 三浦つとむ
501 ニーチェとの対話——西尾幹二
871 言葉と無意識——丸山圭三郎
898 はじめての構造主義—橋爪大三郎
916 哲学入門一歩前——廣松渉
921 現代思想を読む事典 今村仁司 編
977 哲学の歴史——新田義弘
989 ミシェル・フーコー—内田隆三
1001 今こそマルクスを読み返す 廣松渉
1286 哲学の謎——野矢茂樹
1293 「時間」を哲学する—中島義道

1301 〈子ども〉のための哲学 永井均
1315 じぶん・この不思議な存在—鷲田清一
1357 新しいヘーゲル——長谷川宏
1383 カントの人間学——中島義道
1401 これがニーチェだ——永井均
1420 無限論の教室——野矢茂樹
1466 ゲーデルの哲学——高橋昌一郎
1504 ドゥルーズの哲学—小泉義之
1575 動物化するポストモダン—東浩紀
1582 ロボットの心——柴田正良
1600 ハイデガー＝存在神秘の哲学——古東哲明
1635 これが現象学だ——谷徹
1638 時間は実在するか 入不二基義

1675 ウィトゲンシュタインはこう考えた—鬼界彰夫
1783 スピノザの世界——上野修
1839 読む哲学事典——田島正樹
1948 理性の限界——高橋昌一郎
1957 リアルのゆくえ——大塚英志 東浩紀
2004 はじめての言語ゲーム—橋爪大三郎
2048 知性の限界——高橋昌一郎
2050 超解読！ はじめてのヘーゲル『精神現象学』 竹田青嗣 西研
2084 はじめての政治哲学 小川仁志
2099 超解読！ はじめてのカント『純粋理性批判』 竹田青嗣
2153 感性の限界——高橋昌一郎
2169 超解読！ はじめてのフッサール『現象学の理念』——竹田青嗣
2185 死別の悲しみに向き合う—坂口幸弘

宗教

27 禅のすすめ——佐藤幸治

135 日蓮——久保田正文

217 道元入門——秋月龍珉

330 須弥山と極楽——定方晟

606 「般若心経」を読む——紀野一義

667 生命《いのち》あるすべてのものに　マザー・テレサ

698 神と仏——山折哲雄

997 空と無我——定方晟

1210 イスラームとは何か——小杉泰

1222 キリスト教文化の常識——石黒マリーローズ

1254 日本仏教の思想——立川武蔵

1469 ヒンドゥー教　クシティ・モーハン・セーン　中川正生 訳

1609 一神教の誕生——加藤隆

1755 仏教発見！——西山厚

1988 入門 哲学としての仏教　竹村牧男

2080 笑う禅僧——安永祖堂

2100 ふしぎなキリスト教——橋爪大三郎 大澤真幸

2146 世界の陰謀論を読み解く——辻隆太朗

2150 ほんとうの親鸞——島田裕巳

2159 古代オリエントの宗教　青木健

政治・社会

日本史

369 地図の歴史(日本篇) 織田武雄
1258 身分差別社会の真実——斎藤洋一 大石慎三郎
1265 七三一部隊——常石敬一
1292 日光東照宮の謎——高藤晴俊
1322 藤原氏千年——朧谷寿
1379 白村江——遠山美都男
1394 参勤交代——山本博文
1414 謎とき日本近現代史 野島博之
1599 戦争の日本近現代史 加藤陽子
1648 天皇と日本の起源 遠山美都男
1680 鉄道ひとつばなし——原武史
1685 謎とき本能寺の変——藤田達生
1707 参謀本部と陸軍大学校 黒野耐
1797 「特攻」と日本人——保阪正康
1885 鉄道ひとつばなし2——原武史
1911 枢密院議長の日記——佐野眞一
1918 日本人はなぜキツネにだまされなくなったのか 内山節
1924 東京裁判——日暮吉延
1971 歴史と外交——東郷和彦
1982 皇軍兵士の日常生活 一ノ瀬俊也
1986 日清戦争——佐谷眞木人
2031 明治維新 1858-1881 坂野潤治 大野健一
2040 中世を道から読む——齋藤慎一
2051 岩崎彌太郎——伊井直行
2072 「戦後」を点検する——保阪正康 半藤一利
2089 占いと中世人——菅原正子
2095 鉄道ひとつばなし3——原武史
2098 戦前昭和の社会——井上寿一
2102 宣教師ニコライとその時代——中村健之介
2106 戦国誕生——渡邊大門
2109 「神道」の虚像と実像 井上寛司
2131 池田屋事件の研究——中村武生
2152 鉄道と国家——小牟田哲彦
2154 邪馬台国をとらえなおす——大塚初重
2190 戦前日本の安全保障——川田稔
2192 江戸の小判ゲーム——山室恭子
2196 藤原道長の日常生活 倉本一宏
2202 西郷隆盛と明治維新 坂野潤治

日本語・日本文化

105 タテ社会の人間関係 中根千枝
293 日本人の意識構造——会田雄次
444 出雲神話——松前健
1193 漢字の字源——阿辻哲次
1200 外国語としての日本語——佐々木瑞枝
1239 武士道とエロス——氏家幹人
1262 「世間」とは何か——阿部謹也
1432 江戸の性風俗——氏家幹人
1448 日本人のしつけは衰退したか——広田照幸
1738 大人のための文章教室 清水義範
1943 なぜ日本人は学ばなくなったのか——齋藤孝
2006 「空気」と「世間」——鴻上尚史
2007 落語論——堀井憲一郎
2013 日本語という外国語 荒川洋平
2033 新編 日本語誤用・慣用小辞典 国広哲弥
2034 性的なことば——井上章一 斎藤光 澁谷知美 三橋順子 編
2067 日本料理の贅沢——神田裕行
2088 温泉をよむ——日本温泉文化研究会
2092 新書 沖縄読本——下川裕治 仲村清司 著・編
2126 日本を滅ぼす〈世間の良識〉——森巣博
2127 ラーメンと愛国——速水健朗
2133 つながる読書術——日垣隆
2137 マンガの遺伝子——斎藤宣彦
2173 日本人のための日本語文法入門——原沢伊都夫
2200 漢字雑談——高島俊男